Administration générale de l'Assistance publique à Paris

L'Isolement des Tuberculeux
et
la Lutte contre la Tuberculose

LE DISPENSAIRE. — LE QUARTIER SPÉCIAL
L'HOPITAL SUBURBAIN

RAPPORT

Par M. LÉON BOURGEOIS, Sénateur

Membre du Conseil de surveillance de l'Assistance publique à Paris
Président de la Commission Permanente de Préservation contre la Tuberculose

BERGER-LEVRAULT ET Cie, ÉDITEURS

PARIS | NANCY
5, RUE DES BEAUX-ARTS | 18, RUE DES GLACIS

1906

Administration générale de l'Assistance publique à Paris

L'Isolement des Tuberculeux

et

la Lutte contre la Tuberculose

LE DISPENSAIRE. — LE QUARTIER SPÉCIAL
L'HOPITAL SUBURBAIN

RAPPORT

Par M. LÉON BOURGEOIS, Sénateur

Membre du Conseil de surveillance de l'Assistance publique à Paris
Président de la Commission Permanente de Préservation contre la Tuberculose

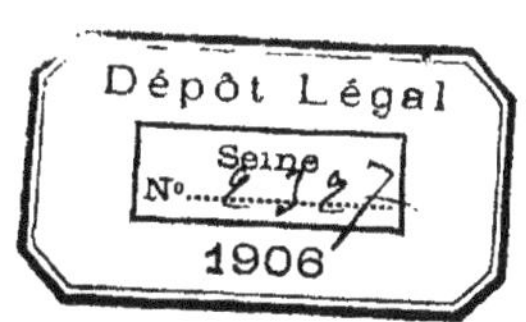

BERGER-LEVRAULT ET Cie, ÉDITEURS

PARIS | NANCY
5, RUE DES BEAUX-ARTS | 18, RUE DES GLACIS

1906
Tous droits réservés

L'Isolement des Tuberculeux

et

la Lutte contre la Tuberculose

Le problème de l'isolement des tuberculeux dans nos services hospitaliers préoccupe depuis plus de dix ans le Conseil de surveillance. Dès 1896, il faisait l'objet d'une première étude de vos prédécesseurs ; en janvier 1904, vous en étiez saisis d'une façon pressante par une circulaire du Président du Conseil, M. E. Combes, prise à la suite d'une délibération de principe de la Commission Permanente de Préservation contre la Tuberculose, constituée au Ministère de l'Intérieur, et quelque temps après, le 4 février, M. le Directeur de l'Assistance publique vous présentait un programme d'action tendant à l'application dans nos services des mesures indiquées par la Commission Permanente de Préservation du Ministère de l'Intérieur.

Après deux années écoulées, ces mesures n'ont pas été, — même partiellement — réalisées ; le Conseil de surveillance n'a même pas pu prendre encore la délibération définitive qui permettra d'en venir à leur application progressive. Nous souhaitons ardemment que le rapport, que nous avons l'honneur de vous soumettre aujourd'hui au nom de votre Commission spéciale, vous aide à faire ce pas décisif, à faire passer enfin du domaine de la discussion dans celui des faits une réforme dont l'urgence n'est contestée par personne, et que nous imposent également la Science et l'Humanité.

Hâtons-nous de dire que les discussions laborieusement poursuivies pendant ces deux années n'auront pas été stériles. Le problème de l'isolememt des tuberculeux, — quand il s'agit d'établissements nombreux, quelquefois très anciens, mal disposés et toujours malheureusement encombrés comme le sont les nôtres, — d'une population hospitalière de près de 14,000 malades, comprenant près de 5,000 tuberculeux ; — quand il s'agit de services dans lesquels les nécessités de l'enseignement compliquent encore le service hospitalier proprement dit ; — quand il s'agit, enfin, d'une ville comme Paris, immense, à population fortement agglomérée, où les conditions de traitement de la Tuberculose sont par là même plus difficiles à réaliser, — le problème de l'isolement des tuberculeux rencontre de toutes parts des difficultés pratiques. Il a fallu de longs débats auxquels ont pris part avec une égale bonne foi les représentants de votre Conseil et ceux de l'Administration, les délégués de la société médicale des hôpitaux, les maîtres de la Science qui siègent à la Commission supérieure du Ministère, pour faire apparaître toutes les objections, permettre de les examiner et d'en tenir compte.

Enfin, les rapports nécessaires entre la question de l'isolement des tuberculeux et des non-tuberculeux dans nos services et la question plus générale du traitement même et de la prophylaxie de la Tuberculose ne pouvaient manquer de se préciser dans les esprits et cette conclusion s'imposait qu'il n'y aurait pas de solution définitive du problème de l'isolement si elle ne faisait pas logiquement partie d'un projet d'ensemble, d'un plan méthodique et réfléchi d'organisation de la lutte médicale et sociale contre la propagation tous les jours plus rapide du terrible mal.

C'est l'examen de ce plan méthodique général et la proposition ferme d'une première série de mesures ayant pour but d'en réaliser une première application, nettement limitée, qui vont faire l'objet de ce rapport.

Le plan général est déterminé par les idées suivantes :

I. — L'Assistance publique accomplira son devoir étroit, son premier devoir envers les autres malades en isolant d'eux les tuberculeux ; mais elle n'accomplira pas encore son devoir envers ces derniers en leur ouvrant simplement des hôpitaux ou des quartiers spéciaux. Ce qu'elle doit leur assurer, c'est un ensemble de conditions de traitement, particulières et variables comme les conditions du mal lui-même.

II. — Il ne suffit ni de traiter temporairement à l'hôpital certains accidents aigus, ni de recueillir comme dans un quartier d'hospice des chroniques auxquels on se borne à donner quelque soulagement et à procurer une fin plus douce.

La Tuberculose n'est curable que jusqu'à un certain point de son évolution et les chances de guérison sont d'autant plus grandes que le mal a été traité plus tôt et pris dès les premières manifestations. Un grand nombre de tuberculeux ne le seraient point devenus si, avant même les premières manifestations apparentes du mal, des conseils avaient pu être donnés, une hygiène préventive insttuée.

Si l'Assistance publique veut donc remplir tout son devoir, — si même simplement elle veut parvenir à diminuer le nombre toujours croissant des chroniques qui encombrent ses services et dont les tuberculeux forment une si grande part, c'est à tous ces degrés et à toutes ces conditions variables du mal qu'elle doit opposer des moyens d'action et c'est par une organisation méthodique de la lutte contre le mal qu'elle doit procéder, en multipliant ses moyens d'action suivant les formes et les degrés du mal.

III. — Suivant le degré du mal, le traitement de la Tuberculose doit être:

1° Ou assuré au dehors, chez le malade lui-même, et dans sa famille, — lorsqu'il n'en résultera aucun danger pour celle-ci ni pour lui-même, — grâce à un système de consultations externes, de secours en nature ou en argent, de conseils et de prescriptions d'hygiène, constituant en somme le type de la *cure de dispensaire.*

2° Ou assuré dans un quartier d'hôpital ou dans un hôpital, dans Paris même, lorsque des raisons d'ordre médical exigent l'hospitalisation, n'exigeant pas ou ne permettant peut-être pas le transfert hors de Paris, — ou lorsque des raisons sociales interdisent la séparation de la famille, et rendraient trop pénible un trop grand éloignement. Les hôpitaux ou les quartiers spéciaux destinés à cette catégorie de malades doivent être organisés, non comme des établissements généraux, mais dans les conditions particulières d'aération, d'orientation et d'outillage hospitalier exigés pour un traitement véritable de la Tuberculose.

3° Ou, enfin, assuré dans des hôpitaux ou des quartiers spéciaux hors de Paris, toutes les fois que les conditions des deux cas précédents ne se présentent pas, — c'est-à-dire toutes les fois que ni médicalement, ni socialement le malade n'a intérêt à être conservé dans un hôpital parisien, toutes les fois notamment qu'il s'agira d'un séjour possible d'une assez longue durée, pour lequel les influences atmosphériques et climatériques ont naturellement le plus d'effet. Les hôpitaux ou quartiers spéciaux doivent être situés, orientés, outillés bien entendu en vue de la véritable cure.

IV. — Pour que chaque malade ou chaque groupe de malades trouve dans cette organisation hospitalière tripartite la place qui lui convient réellement, il faut que ces trois moyens d'action de l'Assistance publique soient reliés les uns aux autres par une pensée et une direction communes, il faut que le tuberculeux puisse être, selon les changements de son état, soit observé et suivi par le service de la consultation et du dispensaire, soit placé immédiatement dans une salle de l'hôpital d'où dépendra ce dispensaire, soit désigné pour un transfert dans l'hôpital extra-urbain. Il est possible, il est probable que plus d'un de nos malades pourra passer successivement par chacune de ces trois sélections.

D'où la nécessité de donner son dispensaire à chacun des hôpitaux ou quartiers spéciaux parisiens affectés à la Tuberculose, et d'établir des relations régulières avec un hôpital ou un quartier spécial surburbain.

Nous avons tenu à résumer en tête de ce rapport les idées générales d'un système dont nous trouverons plus loin le développement. Elles vous permettront, Messieurs, de comprendre dès maintenant la portée de la proposition pratique et limitée que nous soumettons à vos délibérations et qui se ramène aux quatre articles suivants :

1° Création à l'hôpital Laënnec, sur les terrains en bordure de la rue Vaneau, d'un service de consultations et d'un dispensaire hospitalier pour Tuberculeux ;

2° Affectation d'un quartier spécial de l'hôpital Laënnec (4 salles d'hommes, 4 salles de femmes, représentant 250 lits) au traitement des tuberculeux examinés par ce dispensaire et désignés pour l'hospitalisation immédiate à Paris ;

3° Aménagement de cette partie de Laënnec en vue du traitement véritable (galeries de cure, etc.) ;

4° Affectation des 500 lits disponibles de Brévannes aux tuberculéux désignés par la consultation de Laënnec pour l'hospitalisation à la campagne.

Nous indiquons ici pour mémoire qu'aussitôt que cette première application du plan général aura été adoptée, l'Administration présentera immédiatement des propositions pour la création d'une seconde organisation semblable dans le Nord de Paris (affectation de quatre quartiers de Tenon (400 lits) aux tuberculeux ; création à Tenon d'un service de dispensaire et de consultations, affectation d'Angicourt (148 lits) au service hors Paris du nouveau groupe).

Si nous ajoutons que prochainement —ce sont des dépenses gagées sur l'emprunt de 45 millions— l'hôpital suburbain pour tuberculeux dont l'étude se poursuit, soit à Ivry, soit à Vaucresson, pourrait être rattaché de la même manière aux services spéciaux de l'hôpital Saint-Antoine et à un dispensaire annexé à cet hôpital, pour le traitement d'un nouveau groupe de 1,700 tuberculeux environ, on comprendra comment, par l'extension méthodique de ce plan d'action, l'Assistance publique pourrait enfin espérer résoudre dans Paris, non seulement ce que votre rapporteur appelle plus particulièrement le problème de l'Isolement des tuberculeux dans les hôpitaux, mais bien celui de la lutte hospitalière contre la Tuberculose parisienne.

I. — Les Délibérations antérieures

C'est, nous l'avons dit en commençant, à l'initiative de la Commission Permanente de Préservation que nous devons d'avoir vu poser en des termes précis la question de l'isolement des Tuberculeux dans les services hospitaliers. Vous avez tous présentes à la mémoire les instructions données à toutes les administrations hospitalières par M. E. Combes, président du Conseil, Ministre de l'Intérieur ; c'était la formule d'un devoir nouveau, devoir fondé sur les droits égaux de ceux qui se confient à nous, les uns pour être guéris de la Tuberculose, les autres pour être traités à l'abri des contagions qui menacent les organismes affaiblis et malades, et en premier lieu à l'abri de la contagion de la Tuberculose, la plus répandue, non la moins dangereuse. La circulaire du 15 janvier 1904 concluait ainsi :

..... Il est du devoir étroit de l'administration de l'assistance publique de ne pas laisser se perpétuer un pareil état de choses, si absolument contraire à toutes les données de la science, et en contradiction si manifeste avec le devoir social d'assistance et de solidarité. Pour remédier à cette situation déplorable, pour obtenir l'isolement des tuberculeux dans les hôpitaux, la Commission Permanente de la Tuberculose a, dans sa séance du 19 décembre 1903, voté les résolutions suivantes qui indiquent les moyens pratiques de combattre utilement, dans les hôpitaux, le fléau de la Tuberculose :

1° Dans tous les hôpitaux publics, les administrations compétentes doivent interdire toute relation directe ou indirecte entre les malades tuberculeux et les malades non-tuberculeux.

2° Les tuberculeux doivent être soignés dans des hôpitaux distincts qui leur sont exclusivement consacrés et ils ne seront pas admis dans les autres. Les villes qui possèdent plusieurs établissements hospitaliers seront invitées en conséquence à affecter immédiatement aux tuberculeux un ou plusieurs de ces établissements.

3° Dans les villes où l'affectation aux tuberculeux d'un hôpital tout entier est impossible, des quartiers distincts leur seront exclusivement réservés.

4° Même dans le cas où l'on ne pourra faire ni hôpital spécial, ni quartier spécial, les tuberculeux ne devront pas être soignés dans la même salle que les non tuberculeux.

J'adopte ces résolutions, et je vous prie de tenir la main à ce qu'on s'y conforme dans le plus bref délai possible. Ainsi que vous le remarquez, l'isolement des tuberculeux devra être obtenu, soit par leur placement dans un hôpital spécial, soit par l'institution d'un quartier spécial, soit enfin, et seulement à défaut d'hôpital ou de quartier spécial, par l'affectation d'une salle spéciale. L'importance des établissements hospitaliers, la distribution des locaux existants, les ressources disponibles pour l'aménagement de nouveaux locaux seront des éléments d'appréciation dont il conviendra de tenir compte pour l'application de l'un ou de l'autre procédé d'isolement.

En tout cas, il importe d'aboutir. La question devra être étudiée immédiatement par les commissions hospitalières s'aidant des lumières du corps médical et solutionnée par elle sans retard.

J'ajoute que, dans les hypothèses, rares, je le souhaite, où la simple affectation d'une salle spéciale ne pourrait même être procurée, les administrations hospitalières devront tout au moins établir dans les salles communes une séparation quelconque qui isolera les tuberculeux des autres malades. C'est là un procédé imparfait, qui doit être tout exceptionnel et n'avoir qu'un caractère provisoire, préférable cependant à la promiscuité complète puisqu'elle oppose quelque obstacle à la diffusion des germes. Mais la règle, j'y insiste, c'est l'hôpital spécial, ou du moins la salle spéciale.

L'isolement s'entend, d'après le texte de la première résolution ci-dessus rapportée, de l'interdiction de toute relation directe ou indirecte entre les malades tuberculeux et les malades non tuberculeux. C'est dire que les infirmiers et infirmières attachés au service des malades tuberculeux ne devront donner leurs soins qu'à ces hospitalisés et s'abstenir d'approcher les malades non tuberculeux.

Si le même médecin visite les tuberculeux et les non-tuberculeux, il devra du moins commencer par les malades non tuberculeux.

Quant au personnel secondaire attaché à la tuberculose, il sera tenu d'observer toutes précautions utiles, telles que changer de blouse, se laver les mains à la sortie du service, quand il se trouvera obligé de prendre contact avec le personnel des services de non-tuberculeux.

Au surplus, l'organisation d'un service d'isolement ne saurait dispenser les administrations hospitalières d'assurer une désinfection rigoureuse et se conformer exactement, dans le cas qui nous occupe, aux prescriptions prophylactiques réglementaires....,

M. le Directeur de l'Assistance publique, appliquant à notre Administration, plus spécialement visée par la circulaire, les principes qui venaient d'être établis, envisageait la réalisation de ce programme dans un mémoire du 4 février 1904 :

..... La première question posée est celle de savoir quels sont les malades qui doivent être isolés ou, pour mieux dire, quels sont les malades qui ne doivent pas être admis ou conservés dans nos salles de médecine générale. Une délibération récente (22 janvier dernier), de la Société médicale des hôpitaux, les définit ainsi : *Affecter un cantonnement distinct aux Tuberculoses ouvertes, les seules contagieuses.* Le corps médical de l'hôpital Necker, dans une lettre qu'il m'adressait le 4 janvier dernier, se servait des mêmes termes : « Placer, me disait-il, *les Tuberculoses ouvertes (les seules contagieuses)* à part des autres malades. »

C'est en m'appuyant sur ces autorités que je dirai que nous ne devons plus laisser admettre ou laisser séjourner dans nos salles de maladies aiguës les malades atteints de *Tuberculose ouverte.*

La formule est précise et ne prête à aucune équivoque : un malade tuberculeux, mais ne présentant pas pour ses voisins de danger de contagion, ne doit pas être exclu des salles communes, mais, par contre, il ne s'ensuit pas, et je veux le faire remarquer tout de suite, que, dans les hôpitaux ou dans les quartiers distincts, consacrés à la tuberculose, nous ne dussions admettre que des tuberculoses ouvertes.

J'estime que les services spéciaux que nous créerons devront être consacrés, en principe, au traitement de la tuberculose à tous les degrés ; il faut qu'on se pénètre de plus en plus, dans public, de cette vérité, que la tuberculose peut être améliorée souvent, guérie quelquefois, et et qu'on n'entre pas à l'hôpital seulement pour mourir, quelques services spéciaux de nos hôpitaux en témoignent hautement. Cela se justifiera encore par ce fait, sur lequel je reviens, que

des représentants du corps médical des hôpitaux de Paris ne consentirent à s'occuper exclusivement, dans leur service, que de la tuberculose, et que c'est là, pour nous, une garantie qu'ils
sauront vite gagner la confiance de la population.

Si nous ajoutons que chacun de ces services se complétera d'une consultation externe, sorte
de dispensaire antituberculeux permanent, où les tuberculeux trouveront, au début de leur maladie, les conseils, les soins et les secours qui leur permettront souvent de se guérir par l'effort de
leur propre volonté, nous ne devons pas désespérer de faire accepter par l'opinion ces services
d'isolement comme un bienfait pour la population malheureuse, surtout si, dans un avenir prochain, nous pouvons les compléter par des établissements *extra muros*, où les uns iront attendre
une fin plus douce au grand air et à la pleine lumière, les autres une guérison ou une autre
amélioration certaine.

..... L'injonction est précise : « Les villes qui possèdent plusieurs établissements hospitaliers sont
invitées à affecter immédiatement aux tuberculeux un ou plusieurs de ces établissements » ; on
peut ajouter qu'a *priori*, Lyon excepté peut-être, Paris est la seule ville où cette conception de
l'isolement pourra être appliquée ; si elle s'y refuse, la prescription ne sera suivie nulle part, et
la pensée maîtresse de la *Commission de Préservation* restera lettre morte.

Pouvons-nous affecter un ou plusieurs des hôpitaux actuels à la tuberculose ? En fait et
matériellement, la réponse n'est pas douteuse : nous le pouvons. La sélection des malades dans
des établissements distincts n'est pas nouvelle ; elle se fait à Saint-Louis et à Broca pour les
maladies spéciales ; à Aubervilliers, pour les maladies contagieuses ; au Bastion 27, pour les
typhiques ; dans les maternités, pour les femmes en couches, et dans les services de nerveux,
d'ophtalmologie et d'oto-rhino-larynologie ; la logique pure semble indiquer que rien ne s'oppo-
serait à l'affectation exclusive d'un hôpital au traitement de la tuberculose ; il en existe, du reste,
à l'étranger.

Mais cette solution se heurte à des objections d'ordre sentimental et à des intérêts.

On provoquera, nous dit-on, une émotion profonde dans les populations qui entourent les
établissements désignés ; les craintes de la contagion provoqueront des protestations qui trouveront un écho certain dans la presse et auprès des corps élus. Il paraît évident que nous devons
nous attendre à ces résistances ; doivent-elles nous arrêter ? Je ne le crois pas, car elles sont
injustifiées. Nous ne devons pas reculer devant la peur et l'ignorance si nous avons la conviction
de faire un œuvre utile, et il ne nous est pas permis, jusqu'à preuve du contraire, de douter du
bon sens et de l'intelligence de la population. Elle saura que, s'il y avait un danger réel, ce danger
existerait déjà à l'état permanent, autour de tous nos hôpitaux, qui contiennent 30 à 40 °/₀ de
tuberculeux. Du reste, la crainte de la tuberculose ne sera-t-elle pas le commencement de la
sagesse ? Si elle atteint beaucoup d'êtres innocents, elle exerce ses ravages surtout là où manquent
l'hygiène, la propreté et la conduite ; l'alcoolisme est son grand pourvoyeur et, si nous frappions
vivement l'opinion populaire, ce que je ne crois pas, n'aurions-nous pas fait beaucoup pour l'éducation prophylactique du peuple ; ne l'aurions-nous pas averti et mis en état de défense contre
le fléau que nous voulons combattre ?

On invoque aussi l'impression fâcheuse, la répulsion qui se manifesteront contre ces établissements où la mort, insuffisamment combattue par la science, encore désarmée, exercera ses ravages
dans une proportion beaucoup plus forte que celle de nos hôpitaux ordinaires ; l'objection serait
juste si l'hôpital spécial était compris comme une sorte d'exutoire pour tous les moribonds
tuberculeux des autres établissements ; mais ce n'est pas ainsi que nous devons le comprendre,
et je répète que si l'accès de l'hôpital général doit être interdit au tuberculeux contagieux, ce
n'est pas seulement ce malade contagieux que recevra l'hôpital spécial : cet hôpital sera consacré
à la tuberculose et à tous ceux qui se réclameront de cette terrible maladie, à quelque degré
qu'ils en soient atteints.

Par l'organisation de ses services intérieurs, de ses consultations externes, par la haute valeur de son personnel médical, par les recherches et les expériences scientifiques qu'il centralisera nécessairement, par l'attraction qu'il exercera sur ceux qui étudient le terrible problème qui passionne aujourd'hui le monde entier, je ne crains pas de le voir devenir impopulaire ; si l'horreur des salles spéciales de tuberculeux s'est manifestée, c'est qu'on n'y soignait pas la tuberculose et qu'on semblait y faire la part de la mort, sans chercher à la lui disputer ; mais demandez si, à Boucicaut, les malades fuient le service du docteur Letulle ; on vous montrera le nombre des malheureux qui attendent, avec un numéro, le lit vacant. Pourquoi ? parce qu'ils savent que, dans ce service, la bonté, l'effort, la science sont tout entiers concentrés sur leur mal.....

Dans leur rapport, présenté au Conseil de surveillance en 1896, MM. Grancher et Thoinot disaient que ces pavillons ou quartiers spéciaux devaient, autant que possible, être entourés de jardins et nettement séparés des autres quartiers de l'hôpital, et que leur organisation devait comporter un personnel hospitalier de choix, instruit, discipliné, capable de comprendre, d'appliquer et de faire respecter les règlements de l'hygiène appropriée à la Tuberculose.....

Je vous ai fait connaître mon sentiment. Je crois fermement, avec les auteurs de la circulaire, que c'est un devoir social, pour les administrations hospitalières, d'isoler les malades tuberculeux des autres malades ; que cet isolement ne sera réel que dans des hôpitaux distincts ou dans des quartiers isolés eux-mêmes des autres parties de l'hôpital. Les sacrifices d'argent que devront faire la Ville de Paris et l'Assistance publique pour réaliser l'isolement ainsi compris, je les demanderai avec la conscience de faire une œuvre nécessaire. Il n'en serait pas de même des dépenses qu'on consacrerait à des demi-mesures, à des mesures apparentes d'isolement qui tendraient au maintien du *statu quo* dans l'organisation de nos services de médecine. Ce maintien est incompatible avec les indications de la science. La science oblige de plus en plus impérieusement le praticien à se spécialiser ; les services de nos hôpitaux, quoiqu'on fasse, suivront ce mouvement.

Le Directeur de l'Assistance publique disait en 1896 au Conseil de surveillance, après la lecture du rapport de M. le professeur Grancher sur la Tuberculose : « Que le devoir de l'Assistance publique était si lumineusement et si nettement tracé, que la responsabilité commune du Conseil de surveillance et de l'Administration serait lourde si ce rapport restait lettre morte et n'ajoutait qu'une page éloquente à la littérature médicale . »

Depuis huit ans, Messieurs, cette responsabilité pèse toujours sur nous. Je n'ai pas voulu, par ce mémoire, ajouter une page à la littérature administrative, mais bien vous donner l'assurance que je suis décidé à vous suivre et à vous apporter le concours de mon Administration, si vous entendez accomplir une réforme complète, réforme qui a ses difficultés, mais qui a aussi sa grandeur.

Sur un rapport de M. André Lefèvre, vous adoptiez à la séance du 11 février. 1904 une première délibération d'ensemble sur la question. Vous décidiez « l'application des principes » de l'isolement des tuberculeux :« 1° dans des hôpitaux ; 2° dans des quartiers spéciaux ; 3° dans des services spéciaux ». Et vous chargiez l'Administration « de vous présenter prochainement une étude des voies et moyens ».

C'est à cette invitation que M. le Directeur répondait le 3 mars 1904, en vous soumettant le programme suivant :

Des quartiers spéciaux seraient constitués à Boucicaut, Saint-Louis, Saint-Antoine, Broussais, Hôtel-Dieu annexe, Bastion 27 ; à ces quartiers seraient joints des consultations.

Nous ne pouvons pas combattre efficacement la propagation de la tuberculose par l'hospitalisation d'un certain nombre de malades, si grand que soit le nombre des lits que nous y affecterons, et il faut adjoindre aux services spéciaux que je viens d'énumérer des *consultations externes* et des *dispensaires* gratuits.

Ces consultations, selon la disposition et l'importance des locaux, pourraient être plus ou moins développées ; elles comprendraient au moins une salle d'attente, avec un petit bureau ou loge, où se trouveraient les fiches des malades, le cabinet du médecin et une salle pour l'examen bactériologique des crachats.

Dans les hôpitaux qui se prêteraient à un plus grand développement de ce service ou à la construction d'annexes, nous appliquerions le programme type que vous avez vous-mêmes arrêté récemment.

Dans ces consultations, les bons de médicaments seraient délivrés, ainsi que des crachoirs, avec les instructions préparées par la Commission de la Tuberculose de 1896.

Outre ces consultations, nous vous proposons de créer deux grands *dispensaires* antituberculeux : l'un sur la rive gauche, à *Laënnec* ; l'autre sur la rive droite, à *Tenon*. Ces dispensaires

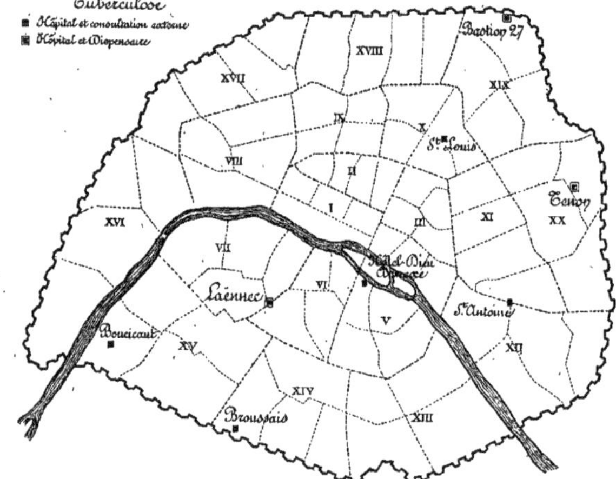

comprendraient, en plus des services de consultations dont je viens de parler, un réfectoire, où les malades recevraient et consommeraient sur place quotidiennement des aliments appropriés à leur affection ; un service de distribution du linge blanchi et de reprise du linge sale, et un bureau pour le ou les visiteurs qu'il conviendrait d'attacher à ce service pour les enquêtes relatives à l'attribution des secours ou à l'attribution gratuite des médicaments et des aliments.

Ces visiteurs, prévus, du reste, dans le programme, sont nécessaires pour obtenir la rapidité dans l'attribution des divers modes d'assistance offerts aux malades tuberculeux, dont l'intérêt évident est de se soigner à domicile ; ces visiteurs seront encore très utiles pour s'assurer, sous la direction des chefs de service, que le malade chez lui observe les prescriptions d'hygiène qui doivent l'améliorer et sauvegarder ceux qui l'entourent.

Ces dispensaires doivent être largement et grandement installés, même au prix de la suppression de quelques lits, car le malade tuberculeux comprendra de plus en plus que son intérêt n'est pas d'être hospitalisé, mais bien que les conseils médicaux, les soins et les secours demandés à temps doivent lui permettre de lutter plus efficacement contre son mal qu'en obtenant un lit à l'hôpital.

Vous déciderez, enfin, s'il convient de mettre des chefs de service distincts dans ces dispensaires et dans les consultations les plus importantes ou d'adjoindre des assistants aux chefs de services de tuberculeux dans chaque hôpital.

Ces documents qui vous soumettaient la question dans toute son étendue ont servi de base à une discussion approfondie ; comme suite au rapport de M. André Lefèvre, comme suite aux solutions pratiques mises à votre disposition par M. le Directeur, vous renvoyiez le 3 mars 1904 l'étude de cette question à la Commission dont j'ai l'honneur d'être le rapporteur.

C'est au cours des délibérations de cette Commission qu'apparurent les difficultés que présentaient, pour une Administration aussi complexe que la nôtre, la mise en pratique des mesures générales sur le principe desquelles tout le monde était cependant d'accord. Pour aplanir ces difficultés, votre rapporteur se souvint qu'il était en même temps président de la Commission Permanente de Préservation du Ministère de l'Intérieur ; il pensa que mieux que par des communications officielles on pourrait aboutir à une entente grâce à une discussion officieuse entre les représentants de cette Commission et ceux de votre Conseil, avec l'aide des chefs de l'Administration du Ministère et de l'Administration de l'Assistance publique à Paris ; il crut enfin nécessaire d'appeler à ces conférences les chefs de nos services médicaux et d'y faire concourir les délégués de la Société médicale des hôpitaux. Vous avez accepté cette procédure et, le 3 novembre 1904, une Commission mixte était créée où vous déléguiez pour vous représenter MM. Félix Voisin, Debove, André Lefèvre et Navarre. La Commission comprenait, outre M. Léon Bourgeois, président, MM. Brouardel, Grancher et Bouchard, membres de la Commission Permanente de Préservation ; les docteurs Faisans, Barth et Siredey, membres de la Société médicale des hôpitaux ; M. le docteur Walther, chirurgien des hôpitaux, MM. les docteurs Georges Bourgeois et Savoire, secrétaires ; ainsi que M. Monod, Directeur de l'Assistance et de l'Hygiène publiques au Ministère de l'Intérieur, et M. Mesureur, Directeur de l'Administration générale de l'Assistance publique à Paris.

Je n'entrerai pas, Messieurs, dans le détail de ses travaux ; vous les connaissez. Elle tint 3 séances, les 12, 17 et 29 novembre 1904 ; d'une discussion non exempte de passion, elle pouvait conclure à des dispositions précises que je vous demande la permission de reproduire ; elle y joignait un vœu concernant les tuberculeux osseux (1). Mais la Commission n'omettait pas de placer en première ligne, conformément au programme qu'elle s'était imposée, les règles concernant l'*Isolement des tuberculeux dans les services hospitaliers :*

---

(1) Nous n'avons pas oublié en effet la nécessité de pourvoir pour les adultes, comme on l'a déjà fait pour les enfants, au traitement des affections tuberculeuses des os, des articulations, des ganglions par le moyen des hôpitaux marins ou tout au moins d'hôpitaux suburbains.

1° Immédiatement et simultanément, il sera créé ou adapté, par les soins de l'Assistance publique, un ou plusieurs hôpitaux spéciaux de cure pour les tuberculeux.

2° Dans chacun des hôpitaux parisiens, des quartiers spéciaux proportionnés au nombre des tuberculeux seront réservés à ces derniers.

3° A mesure que seront créés des établissements spéciaux pour les tuberculeux, l'Assistance publique affectera exclusivement aux non-tuberculeux des services de même importance ou tout au moins d'importance analogue.

4° Dans les établissements hospitaliers à construire, il sera toujours prévu un quartier spécial et complètement séparé des autres, lequel sera consacré aux tuberculeux. Le nombre de lits de ce quartier devra être au moins le tiers du nombre des lits de tout l'hôpital, c'est-à-dire environ la moitié du nombre de lits de médecine.

5° Dans les hôpitaux spéciaux et dans les quartiers spéciaux, un certain nombre de boxes seront installées dans les salles, permettant d'isoler, les uns des autres, les malades suivant les indications données par le chef de service.

6° Les malades atteints de tuberculose pulmonaire ouverte doivent être isolés par mesure de protection pour les autres malades. Ils seront placés dans des salles spéciales réservées à la chirurgie dans le quartier des tuberculeux ou tout au moins dans des salles complètement isolées ou boxes d'isolement dans chaque service de chirurgie.

7° Les malades atteints de tuberculose pulmonaire fermée, non contagieux, seront soignés de l'affection chirurgicale indépendante dans le service commun de chirurgie.

Le 1er juillet 1905, la Commission Permanente de Préservation était saisie des conclusions de la Commission mixte, et elle prenait en même temps connaissance des difficultés que rencontrait l'action administrative pour la réalisation de ces conclusions. La population, les médecins semblaient s'émouvoir ; l'Administration ne croyait pas à l'efficacité de mesures acceptées par les uns et par les autres parce qu'elles ne constituaient pas encore un programme précis d'exécution. La Commission Permanente pensa qu'il y avait encore un effort à faire pour une entente véritable et chargea ceux de ses membres qui représentaient plus particulièrement la science médicale et dont quelques-uns sont précisément les maîtres de l'enseignement constitué par les médecins des hôpitaux, d'arrêter un plan définitif où toutes les difficultés d'ordre technique et professionnel qui retardaient l'application de toute réforme seraient enfin examinées et satisfaites : elle désigna aussitôt une Sous-Commission médicale (1).

Après deux séances, le 11 et le 18 juillet 1905, cette Sous-Commission médicale avait arrêté ainsi le programme que, par un dernier vote, la Commission Permanente de la Tuberculose faisait sien, le 2 octobre 1905, à l'ouverture du Congrès international de la Tuberculose.

---

(1) Cette Sous-Commission médicale comprenait : M. Grancher, Président, MM. Debove, Armaingaud, Bouchard, Brouardel, Calmette, Chantemesse, Duchâteau, Faisans, Huchard, Kelsch, Kermorgant, Lancereaux, Landouzy, Lannelongue, Letulle, A.-J. Martin, Mignot, Peyrot, Albert Robin, Roux, Auclair, Georges Bourgeois, Maurice de Fleury, Lesage, Savoire, Weill-Mantou, ainsi que MM. Paul Strauss, Henri Monod et G. Mesureur.

**Résolutions définitives votées, le 2 octobre 1905, par la Commission Permanente
de Préservation**

La Commission,

*Considérant que l'organisation hospitalière de la Ville de Paris, par la multipli-
cité de ses établissements, se prête mieux qu'aucune autre à l'Isolement des tuberculeux
tel que l'a prescrit la circulaire ministérielle du 15 janvier 1904;*

Émet l'avis suivant :

*1° Un des hôpitaux actuels, au moins, sera adapté en totalité au traitement et à la
cure des tuberculeux.*

Cet hôpital sera divisé en services distincts, comptant de 80 à 100 lits au maximum.

*Chaque service, indépendamment des salles communes, comprendra des chambres
et des boxes d'isolement.*

*Des galeries de cure seront installées daus les jardins ou dans les locaux ad hoc, au
mieux de leur destination.*

*L'hôpital comprendra un service de désinfection des crachoirs et de tous objets à
l'usage des malades.*

A cet hôpital sera annexé un dispensaire antituberculeux, comprenant :

Une consultation externe quotidienne ;

*Un réfectoire où les malades externes recevraient une alimentation appro-
priée à leur état ;*

Une distribution de crachoirs et de médicaments;

Une distribution de linge propre en échange du linge sale ;

*Un service de visiteurs chargés de suivre le malade à son domicile, d'assu-
rer la propreté et l'hygiène de son logement, de lui procurer des secours,
s'il y a lieu, et de prendre toutes les mesures propres à entraver la contagion.*

*2° Dans un certain nombre d'hôpitaux, des quartiers spéciaux seront adaptés au
traitement et à la cure des tuberculeux.*

*On doit entendre par quartier spécial un bâtiment isolé de tous côtés ou une aile
de bâtiment sans autre communication avec le reste de l'hôpital que celles qui seront
prévues par un règlement intérieur. Ce règlement devra être tel que les malades tuberculeux ne soient jamais en contact avec les malades non tuberculeux.*

*Les quartiers spéciaux seront aménagés comme il vient d'être dit pour l'hôpital
spécial.*

*3° Dans l'hôpital et dans les quartiers spéciaux, le personnel hospitalier sera exclu-
sivement affecté aux tuberculeux.*

Il en sera de même du matériel de coucher, linge et habillement et du mobilier des salles.

Le matériel de table sera personnel à chaque malade, portera son numéro et sera désinfecté après chaque repas.

4° Dans la proportion des lits affectés spécialement aux tuberculeux, des hôpitaux seront réservés exclusivement aux malades non tuberculeux.

5° Le service médical des tuberculeux sera fait, tant dans l'hôpital spécial que dans les quartiers spéciaux des hôpitaux généraux, par des médecins exclusivement attachés à ces services.

Au fur et à mesure de la création de ces services de tuberculeux, la Société médicale des hôpitaux sera invitée à les mettre au choix de ses membres comme elle le fait chaque année pour les services ordinaires dépourvus de médecins titulaires.

La spécialisation sera temporaire au gré du médecin, mais elle ne sera pas moindre de cinq ans (1).

A votre tour, Messieurs, vous adoptiez ces conclusions, en y introduisant certaines modifications qui marquent l'accord définitif. Le 19 novembre, puis le 21 décembre, votre Commission de la Tuberculose donnait une sanction à ces délibérations en désignant l'hôpital Laënnec pour être aménagé suivant les dispositions prévues au paragraphe 1er du programme de la Commission Permanente de Préservation.

Il convenait, pour aboutir promptement, et apporter devant vous un projet qui fût complet, de s'assurer de l'adhésion du corps médical, et en particulier du corps médical de Laënnec à la combinaison choisie. Une visite sur place a permis à votre Commission de se rendre compte des conditions dans lesquelles vos conclusions pourraient être réalisées et elle a arrêté le programme suivant :

I. — Aménagement à Paris de deux grands services centraux, réservés aux tuberculeux.

Le premier de ces services sera installé à l'hôpital Laënnec et comprendra : a, la moitié de cet hôpital, soit environ 250 lits, comme service hospitalier d'isolement ; b, un dispensaire complet, avec consultations, distribution d'aliments et de médicaments, d'ustensiles prophylactiques, crachoirs, etc., secours en argent, et c, une organisation médicale et administrative assurant d'une part la sélection des malades et leur admission dans le service d'isolement, d'autre part le recrutement méthodique et exclusif des établissements spéciaux suburbains et en particulier du quartier de Brévannes, sur le point d'être mis en service. Ces trois organes seraient étroitement reliés et leur action connexe permettrait de développer quelque peu à l'extérieur cette éducation, cette intervention préventive qui a réuni tous les vœux de la Commission Permanente

---

(1) Ce dernier paragraphe a été supprimé sur la demande de MM. Faisans et Debove, par la Commission du Conseil de surveillance.

et qui constitue le seul moyen de lutte décisif. Ce groupement hospitalier, au centre de Paris, joindrait ainsi à une subordination rationnelle de ses éléments une influence destinée à agir efficacement même en dehors du cadre de l'hôpital.

Le second service central pourrait être ultérieurement formé à Tenon, facile à dédoubler et parfaitement adapté par sa situation à ce programme.

II. — Aménagement, achèvement ou construction hors Paris d'hôpitaux spéciaux. Il y a déjà 148 lits au sanatorium Villemin, à Angicourt ; 500 lits vont être mis en service à Brévannes. Les plans de l' « Asile de la Ville de Paris » sont prêts ; la dépense est gagée et on peut prévoir dans un avenir prochain la mise de plus de 2,000 lits à la disposition du corps médical des hôpitaux pour l'isolement des tuberculeux.

III. — Dans chaque hôpital, des dispositions seront prises, d'accord avec le corps médical, pour la division des services en salles de tuberculeux et salles de non-tuberculeux, et l'adaptation de ces salles au traitement.

Ce système d'ensemble, Messieurs, est établi en conformité de vos délibérations ; il répond aux décisions de la Commission Permanente de Préservation, il réalise dans nos services hospitaliers parisiens le vœu si énergique exprimé en 1904 par le président du Conseil.

Mais il ne suffirait pas, pour l'approuver sans réserve, qu'il fût spécialement conforme aux intérêts de l'Administration parisienne : nous devons nous préoccuper de rechercher s'il correspond exactement à ce plan méthodique, dont je vous rappelais en commençant l'élaboration, parallèle à vos délibérations. Notre action, pour indépendante qu'elle soit, n'est pas isolée ; il faut qu'elle soit en harmonie avec le système général d'idées formulées récemment sur la lutte contre la Tuberculose.

II.— Programme général

Ce n'est pas au Conseil de surveillance que nous avons besoin de rappeler que la Tuberculose est une *maladie sociale*. Le récent Congrès international, tenu à Paris en 1905, a mis plus que jamais cette vérité en lumière, avec l'adhésion des maîtres de la science universelle.

La Tuberculose est sociale dans ses causes et dans ses effets.

Elle est sociale dans ses causes, car elle est due à la rencontre d'un germe et d'un terrain: d'un germe venu du *milieu*, des poussières respirées dans l'école, dans l'atelier, dans l'habitation, des aliments fréquemment contaminés, — d'un terrain, c'est-à-dire de l'état de santé général, de la constitution du malade, qui à son tour dépendent des conditions de sa naissance, de son hérédité, de son éducation, du milieu scolaire, militaire, professionnel, familial, hospitalier, où il a été obligé de séjourner. Le tuberculeux est presque toujours, surtout dans la classe pauvre, victime du fait social.

Elle est sociale dans ses effets, car le tuberculeux, une fois atteint, devient à son tour un foyer de contagion, et dissémine autour de lui, dans le milieu où il continue à vivre et qui, peut-être, l'a contaminé, les germes qui feront d'autres victimes.

Le risque de la tuberculose est ce que j'ai appelé ailleurs un *risque mutuel* entre l'individu et la société, un risque social dans le sens le plus exact du mot.

L'assurance contre ce risque est un devoir strict pour la société.

Et cette assurance ne peut s'obtenir que par une organisation répondant aux deux termes suivants du problème : *défendre l'individu encore sain contre le milieu qui peut le contaminer, défendre le milieu encore sain contre l'individu déjà malade et qui peut le contaminer.*

Les termes du problème à la fois social et médical nous conduisent d'abord aux conclusions du récent Congrès international sur les conditions de la lutte contre la tuberculose, c'est-à-dire : supériorité de la préservation et de la prophylaxie sur le traitement. La salubrité de l'habitation est au centre de la question, comme aussi la salubrité de l'alimentation dont les travaux récents ont mis en lumière tout l'importance.

Le rôle de l'Assistance publique dans ce programme paraît dès l'abord restreint, négatif et en quelque sorte passif. Elle ne s'occupe de l'individu que lorsqu'il est déjà touché par la maladie ; surtout elle ne peut s'occuper de lui qu'au moment où il veut bien s'adresser à elle, c'est-à-dire trop tard. Le service hospitalier ne servira donc qu'à traiter dans de mauvaises conditions le malade qui, demain, à la faveur d'une amélioration passagère, retournera au milieu qui l'a perdu.

Le rôle cependant peut devenir actif et vraiment social si l'Assistance publique, se souvenant qu'elle n'est pas seulement une administration hospitalière, mais que par les bureaux de bienfaisance, le service des secours à domicile, etc., elle peut toucher la misère et le mal à leur source même, au foyer individuel, consent à faire rayonner, en dehors de ses quartiers d'hôpitaux, son action bienfaisante et à porter jusque sur les terrains d'origine la lutte contre le bacille mortel.

Ce n'est pas là une conception nouvelle de son rôle ; c'est bien ainsi qu'elle essaye de lutter contre la misère ; elle ne se contente pas de recueillir l'indigent invalide dans ses hospices, elle essaye de pénétrer jusqu'à son foyer et de le secourir à temps pour qu'il ne vienne pas prématurément chercher dans des salles le repos de sa dernière heure. La Tuberculose qui n'est si souvent qu'un mal de misère doit être combattue par les mêmes moyens. En tout cas, il faut combattre le mal dans son ensemble, et ne pas attendre passivement qu'il ait fait de malades légèrement atteints, fréquemment guérissables, de malheureux chroniques trop souvent désespérés.

Pour répondre à ce rôle étendu et nécessaire, l'Assistance publique doit constituer — ainsi que nous le disions dans le préambule de ce rapport — un plan complet d'organisation.

*
* *

Le premier terme de toute lutte est, rappelons-le, la *défense de l'individu sain contre le milieu malsain*. Pour l'Assistance publique, c'est la protection de tous les malades non tuberculeux contre la contagion venant des malades tuberculeux ; c'est le problème proprement dit de l'Isolement. C'est par les mesures d'isolement que commence l'œuvre de l'administration hospitalière. On a pu varier sur les conditions et le degré de l'isolement qu'il convenait d'établir pour les malades tuberculeux. Des systèmes contradictoires se sont fait jour, mais l'état de la science permet d'apprécier plus exactement les conditions de la contagion directe, de déterminer, sans aboutir à de trop grandes difficultés pratiques, les règles d'une séparation nécessaire et suffisante. L'hôpital spécial est toujours à ce point de vue considéré comme le type préférable d'établissement pour les contagieux. Mais les quartiers spéciaux, s'ils ont des personnels distincts et si toutes les relations directes entre les tuberculeux et les non-tuberculeux sont interdites soigneusement, peuvent être considérés comme satisfaisants. En tout cas, jamais une même salle ne devra contenir à la fois des contagieux et d'autres malades. Toutes ces conditions peuvent, nous le verrons, être réalisées par l'Assistance publique à Paris et dans les établissements extra-urbains.

Les mesures prises pour l'isolement et le traitement rationnel des tuberculeux dans des services spéciaux contribueront par surcroît à protéger contre toute crainte de contagion le *milieu extérieur* à l'hôpital. Vous connaissez comme moi, Messieurs, l'instinctive résistance du voisinage du quartier contre ce qu'il croit être un foyer dangereux. Il y a là un préjugé populaire que ne justifient ni les données de la science, ni l'installation même de nos services. Il importe de ne pas laisser se fortifier ce préjugé qui ne tend à rien de moins qu'à nous empêcher de créer des établissements spéciaux là où ils seraient le mieux placés. Le public ignore les dangers qu'il court quotidiennement dans les véhicules, dans les bâtiments publics, insuffisamment surveillés, rarement nettoyés. Il ne connaît pas les foyers d'infection que sont les maisons insalubres. Or, s'il est déplorable de constater qu'actuellement des tuberculeux circulent et entraînent les germes' de contagion en tous lieux, il est beaucoup moins redoutable de.voir ces mêmes tuberculeux retirés à l'écart, dans les limites d'un établissement où ils ne sont pas en contact direct avec le public. Les tuberculeux de l'hôpital, s'ils sont encore un danger pour leurs voisins de lit, sont incapables de contaminer sérieusement les maisons, les rues des alentours. Il est nécessaire de l'affirmer publiquement. Du reste, ces objections sont si peu sérieuses que depuis plusieurs années le séjour, même très proche, non seulement des tuberculeux, mais d'autres malades contagieux, n'a permis de constater aucune apparition suspecte du mal dans les quartiers environnants et n'a même déterminé aucune manifestation d'inquiétude des intéressés véritables. On peut même assurer qu'à Paris le voisinage de l'hôpital n'a entraîné nulle dépréciation de la propriété. Ne voyons-nous pas, à la porte même d'un hôpital d'enfants recevant les malades les plus dangereux, tels que scarlatineux, diphtériques, etc., s'élever des édifices neufs assurés de la prospérité, malgré la virulence des germes confinés dans l'établissement voisin ?

Nous saisissons ici la raison de cette sécurité : ces malades sont dangereux, mais ils sont soignés et isolés. Les tuberculeux, dans nos organisations futures, seront eux aussi isolés et traités selon toutes les règles de la méthode d'antisepsie. En propageant la crainte d'un danger sans réalité, on peut servir quelques intérêts particuliers ; on ne sert pas le bien public.

*
* *

Telle est la première partie de notre œuvre, purement négative : celle qui concerne les non-tuberculeux que nous avons le devoir de protéger contre la contagion. Mais voici d'autre part le malade tuberculeux qui s'est adressé à nous : le traitement de la Tuberculose s'impose : quels sont les moyens d'y pourvoir? Le Congrès de la Tuberculose, sans en exclure aucun, en a dressé le tableau suivant :

1° On peut différer d'appréciation sur le degré d'utilité ou de nécessité des dispensaires ou des sanatoriums selon les institutions, les mœurs ou les ressources de chaque pays, mais le principe doit en être reconnu.

2° Il est bien entendu que dispensaires et sanatoriums constituent un moyen de lutte qui ne peut rien avoir d'exclusif ni de prédominant.

Les dispensaires, ouverts à tous, ont pour objet essentiel la prophylaxie, l'éducation, l'hygiène en même temps que l'assistance:

Ils peuvent de plus être un précieux élément d'informations.

Les sanatoriums sont des établissements hospitaliers réservés aux tuberculeux pulmonaires susceptibles de guérison ou d'amélioration durable.

Ils sont également des moyens de prophylaxie et d'éducation populaire.

Le problème de l'habitation dominera toujours la prophylaxie de la Tuberculose.

Ainsi le dispensaire et le sanatorium ont leurs rôles respectifs : mais leur action est *dominée*, dit le Congrès, par une action préalable, celle des mesures d'hygiène préventive qui assureront la salubrité de l'habitation, de l'alimentation, en un mot la salubrité de *la vie* ; et ces mesures d'hygiène dépendent elles-mêmes de l'*éducation* hygiénique des innombrables intéressés. En outre, leur efficacité est subordonnée à cette loi d'urgence que nous avons rappelée au commencement de notre rapport : c'est au début même du mal qu'il faut veiller et agir ; plus tard il est souvent trop tard. Rien ne servirait, pour la lutte contre la Tuberculose, de recueillir des tuberculeux à bout de force et ce n'est pas en remplissant des salles pour en faire les antichambres du dépôt mortuaire que l'Assistance publique accomplirait sa tâche. Il vaut mieux dépenser beaucoup, pendant que l'homme est en bonne santé pour l'y maintenir, que de dépenser plus encore quand il sera tombé malade pour ne pas arriver à le guérir. Si nous saisissons l'individu touché, que ce soit au début de la maladie, au moment où par un effort décisif nous aurons chance de le guérir.

La valeur d'une telle méthode s'éclaire singulièrement si nous rappelons le double problème posé par la Tuberculose, si nous rappelons ce « risque mutuel » par lequel toute la société est intéressée à la guérison d'un seul individu ; aussi bien concevons-nous pour l'intervention de l'Assistance publique une forme multiple qui réponde aux données de ces deux termes, médical et social, et qui assure autant que nous pouvons l'espérer la lutte sous ces aspects.

Il convient donc de franchir la porte de l'hôpital et d'agir, d'abord, au dehors. Il nous faut un organe externe, un agent actif qui ait pour mission de dépister la maladie, de reconnaître l'invasion sourde à son début et de révéler à celui qui est touché ce qu'il doit faire pour soi-même, pour ceux qui l'entourent. Cette organisation externe c'est le *Dispensaire* : il comportera les services divers qui fourniront au malade le moyen de se connaître et de se soigner à temps.

A. **L'agent externe**

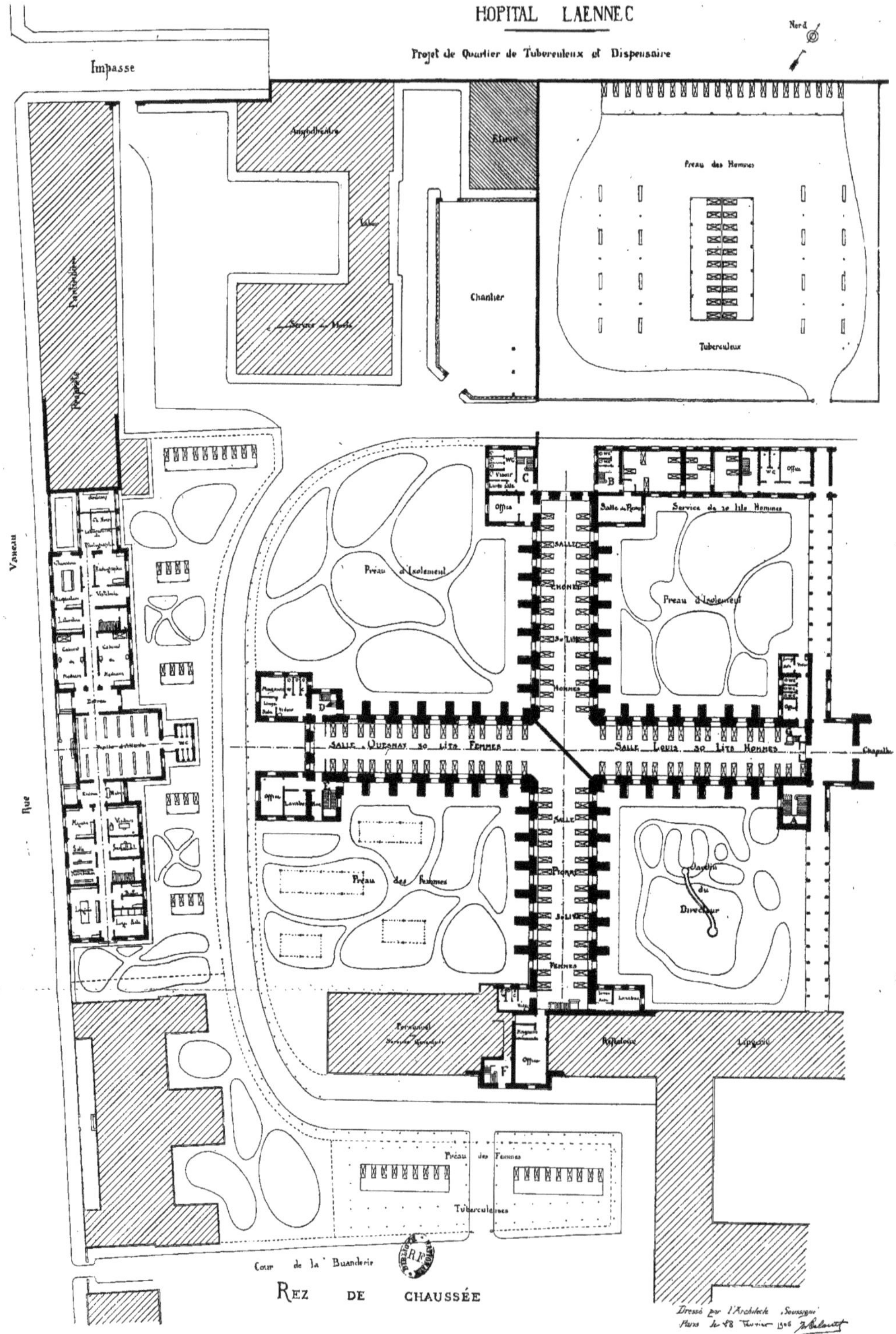

HOPITAL LAENNEC
Projet de Quartier de Tuberculeux et Dispensaire
Nord
Impasse
Amphithéâtre
Étuve
Préau des Hommes
Chantier
Tuberculeux
Préau d'Isolement
Service de 2e lits Hommes
Préau d'Isolement
SALLE TRONCHET HOMMES
SALLE QUESNAY 20 Lits Femmes
SALLE LENIS 20 Lits Hommes
Chapelle
SALLE PICART LITS Femmes
Préau des Femmes
Jardin du Directeur
Pharmacie Service Médical
Réfectoire
Lingerie
Préau des Femmes
Tuberculeuses
Cour de la Buanderie
REZ DE CHAUSSÉE
Dressé par l'Architecte Soussigné
Paris le 28 Février 1906

Une consultation médicale, un service de radiologie, un service de distribution
de médicaments, procureront au tuberculeux, encore apte à la vie extérieure,
ce qui lui manque chez lui le plus souvent : les soins médicaux et les ressources thérapeutiques nécessaires, l'alimentation spéciale servie dans des
réfectoires appropriés, le repos, grâce à la galerie de cure où un lit de repos,
une chaise longue lui feront apprécier les résultats et prendre l'habitude de
ce mode de traitement, l'éducation, plus nécessaire encore, qui lui apprendra,
pour lui-même, les dangers de l'alcool, des excès, du tabac, des mouve-
ments violents, etc., et, *pour les autres*, la nécessité de respecter leur
santé en prenant les précautions indispensables : usage du crachoir, absten-
tion de certaines pratiques, etc. Enfin, il pourra trouver au dispensaire la
propreté personnelle qui lui fait défaut : son linge souillé, son linge dangereux sera blanchi. Joignons cette intervention complémentaire du secours en
argent, destiné non seulement au malade, qui pourra mieux sans doute se loger,
se vêtir, mais surtout à la famille, privée du travail et du gain de son chef (1).

Telle est à grands traits l'organisation intérieure de notre dispensaire :
mais il ne faut pas que son action se borne là ; il faut qu'elle parvienne à pénétrer chez le malade, à l'y entourer lui et les siens des conseils nécessaires, à
le guider matériellement et moralement vers la guérison.

Par quels agents ce rôle extérieur serait-il assuré ? Vous savez quelle est
l'importance, dans les dispensaires du type de Lille et de Liége, de ceux que l'on
appelle les *Dépisteurs* et les *Visiteurs*. L'administration aura à examiner les
moyens de créer cette partie du service et dans quelle mesure par exemple nos
organisations de secours à domicile pourraient y être associées. Il faut prévoir
en effet l'objection suivante : vous ne vous préoccupez pas du recrutement de
vos malades. Votre dispensaire ouvrira sa porte : n'y a-t-il pas contradiction à
prévoir l'intervention extérieure d'un organe qui n'aura pas de point de contact
avec le milieu ? A vrai dire, cette objection nous touche peu. Notre dispensaire,
parce qu'il ne sera pas isolé de l'hôpital, exercera au contraire une attraction
considérable. Le malade saura qu'en franchissant sa porte,
à quelque degré qu'il soit de la maladie, il sera traité. Notre

**B. Consultation
générale de
la Tuberculose**

dispensaire sera, en réalité, la grande *consultation hospitalière des tuberculeux*, liée comme nous l'avons dit à un double service d'hôpital urbain et suburbain. Il disposera des moyens d'action qui répondent aux
besoins des diverses catégories de malades. Là sera le secret de son rayonne-
ment ; on saura que l'on ne s'adresse pas en vain au dispensaire hospitalier ; les

---

(1) L'application précise de la circulaire de M. le Directeur de l'Assistance du 31 mars 1905 permettra de
faire un pas vers la déclaration obligatoire et dirigera l'œuvre de désinfection à domicile.
Cette circulaire prescrit aux directeurs d'hôpitaux de faire la déclaration des cas de tuberculose qui se sont
déclarés dans les locaux d'habitation communs, garnis, hôtels, chambres meublées, etc.

uns seront renvoyés chez eux après consultation et alimentation ; les autres
iront dans telle salle de l'hôpital ; d'autres seront évacués sur le quartier en
pleine campagne. Nous sommes, et c'est ce qui donne toute sa force à la proposition que j'ai l'honneur de vous soumettre au nom de votre Commission, en
présence d'un organisme complet, méthodique, capable de satisfaire aux exi-
gences du corps médical, comme de comprendre dans ses catégories toutes
les classes d'assistés.

C'est à notre dispensaire que se fera le départ entre les catégories de
malades : certains doivent être conservés à Paris, pour des raisons sociales ou
pour des raisons médicales ; il y a intérêt à ne pas les éloigner de leur famille ; d'autres sont atteints concurremment avec la tuberculose d'affections
aiguës, pour lesquelles il convient de les hospitaliser immédiatement. Les uns
et les autres peuvent et doivent être soignés à Paris et pour eux notre service
hospitalier a sa porte d'entrée au dispensaire.

Ceux au contraire qui, par leur situation sociale, par la nature de leur maladie, ont intérêt à quitter la ville, pourront être dirigés sur l'établissement
suburbain, en l'espèce, Brévannes. A ceux-là conviendra une hospitalisation
prolongée, dans des conditions favorables d'aération : l'établissement hors
Paris leur sera réservé. Ils y trouveront le repos, le milieu nécessaires à une
cure.

Nous n'avons pas à donner ici de renseignements sur ce que sera l'*hôpital
spécial*, situé hors de Paris, qui constituera le troisième élément du groupe
que nous proposons de constituer. Cet hôpital de tuberculeux
à la campagne, vos délibérations antérieures en ont déjà
décidé le type et déterminé les conditions d'exécution et de
fonctionnement. Il répondra, vous le savez, à toutes les exi-
gences de la science.

c. Les quartiers spéciaux. L'hôpital hors Paris.

Quant aux quartiers spéciaux à créer dans Paris même, dans l'hôpital, à
l'entrée duquel existeront le service de consultations et le dispensaire, il va
sans dire qu'ils devront être transformés pour leur objet nouveau.

Ce ne sera plus le vieil hôpital de l'Assistance publique que nous connais-
sions si bien et qui semble défier les efforts : nous l'aurons, sinon reconstruit
comme cela se fait en beaucoup de nos établissements, du moins transformé
par l'application des procédés d'installation, d'aménagement, de disposition
des annexes, conformes aux prescriptions du corps médical.

Si les malades ont ainsi un asile digne d'eux et adapté à leurs besoins,
les médecins eux aussi seront en possession d'un outillage en rapport avec les
données de la science moderne. On peut rappeler les hésitations justifiées avec
lesquelles ils donnaient leur adhésion à des mesures qui soulevaient chez
eux des craintes : il est facile d'apprécier le sentiment d'inquiétude qui s'empa-
rait d'eux alors qu'il s'agissait seulement d'affecter telle salle et tel quartier

à des tuberculeux ; on allait leur donner la responsabilité d'une expérience sans y joindre le moyen d'y réussir. Aussi le concours qu'ils nous apportent aujourd'hui est-il sans arrière-pensée : nous l'accueillons avec reconnaissance et avec confiance, parce que nous savons comment et à quelles conditions il se produit. Nous savons qu'il est dû tout entier à la réalisation de conditions plus conformes aux besoins des malades et du traitement. Ce n'est plus un service réparé et nettoyé tant bien que mal ; c'est un service adapté à sa nouvelle destination, transformé pour un nouveau mode de traitement et installé suivant les formules déterminées par les travaux scientifiques. Les seuls obstacles qui entravaient encore leur bonne volonté ont disparu : nous pouvons nous féliciter de prendre dans le corps médical des hôpitaux le point d'appui de notre nouvelle organisation, et, nous en avons le ferme espoir, d'y trouver des médecins spécialisés qui se consacreront exclusivement à la tuberculose.

On ne manquera pas de nous demander si les propositions que avons l'honneur de vous soumettre ne manquent pas sur un point aux prescriptions générales de la circulaire ministérielle et aux avis de la Commission Permanente de la Tuberculose. C'est l'hôpital spécial qui a été indiqué comme le véritable instrument d'isolement et de traitement des tuberculeux et il semble bien que nous faisons au contraire de simples quartiers d'hôpitaux la pierre fondamentale de notre édifice.

Nous répondrons d'abord que, par le nombre des malades respectivement distribués à Paris et à la campagne, l'hôpital spécial suburbain deviendra sans doute le lieu de séjour du plus grand nombre des hospitalisés, et ce n'est pas sans réflexion que, retenant l'hôpital spécial comme le lieu de traitement du plus grand nombre, nous avons préféré qu'il fût plutôt placé au dehors de Paris. Là seulement en effet nous trouverons les conditions d'espace, d'aération, d'orientation, l'absence de voisinages insalubres, que Paris pourrait si difficilement nous assurer. Là seulement la cure d'air pourra se faire avec le maximum de garanties de salubrité, de calme et de bien-être physique qui sont nécessaires au succès.

Il faut d'ailleurs tenir compte des résistances d'une opinion même insuffisamment éclairée, mais sans laquelle aucun projet ne saurait triompher dans un pays libre.

Je ne veux pas parler de l'opposition faite aveuglément dans chacun des quartiers de Paris où il a été question de créer un hôpital spécial de tuberculeux au nom des prétendus intérêts de la salubrité de ces quartiers : j'ai déjà répondu à cette légende.

Je ne voudrais pas davantage donner créance à cette autre objection souvent formulée : que pensera la foule de ce vaste hôpital d'où l'on ne sortira presque jamais par la grande porte de la guérison et quelles seront les pensées du malheureux qui songera en franchissant le seuil au sort qui l'attend irrévocablement ?

La crainte de ce triste renom pour notre hôpital spécial est chimérique : nous devons écarter, sans hésiter, cette objection qui fait appel à je ne sais quelle sentimentalité ignorante dont la population parisienne est d'ailleurs exempte. Pas plus que les craintes de contagion pour le voisinage, la crainte de voir notre hôpital prendre l'aspect d'une nécropole faite pour les agonisants ne nous arrêtera.

N'avons-nous pas l'exemple d'un service de tuberculeux, qui, à l'heure actuelle, a reçu toutes les faveurs de la population au point que les malades soient obligés d'attendre, et souvent fort longtemps, leur tour d'admission? Le quartier ne s'est pas plus ému des dangers de contamination qu'il n'a redouté de voir les siens entrer dans cette maison sans espoir de retour. Dès qu'il y a quelque part une organisation méthodique, un mode de traitement spécial, avec le bienfait d'une cure véritable organisée dans les conditions de bien-être et de soins les meilleurs, ce n'est pas la désertion, mais l'encombrement des pauvres malades que nous avons à redouter.

Non, c'est une autre considération qui peut nous faire adopter, dans Paris du moins, le système des quartiers spéciaux dans un hôpital général, à la condition expresse qu'ils y soient séparés des autres services suivant les règles strictes fixées par la science. C'est la difficulté que trop souvent nos malades guéris ont à se placer, à trouver du travail quand ils sortent d'un établissement dont le nom seul indiquera la maladie qui les y a amenés. Nous avons été saisis, plus d'une fois, à la Commission Permanente, des plaintes touchantes des tuberculeux sortis d'Angicourt ou de maisons analogues. C'est un certificat de tuberculose qu'ils emportent en sortant, et la crainte de la contagion suffit à leur fermer les portes des ateliers, des usines, des magasins, où ils veulent ensuite se présenter. Il n'est rien de plus injuste, car le convalescent d'Angicourt instruit, habitué aux soins et aux précautions qui peuvent le rendre inoffensif, sera beaucoup moins à redouter que le voisin, un tuberculeux qui s'ignore, que l'on ignore et qui fait tout pour répandre, sans le savoir, la contagion. Qu'il y ait là chez certains patrons, et même, il faut le dire, car nous en avons eu des exemples, chez certains camarades, un sentiment d'égoïsme aveugle poussé jusqu'à l'inhumanité, nous le savons ; mais nous sommes impuissants contre cette misère nouvelle et nous devons éviter d'accroître le nombre de ceux qui s'y trouveraient exposés.

C'est la raison pour laquelle nous avons cru pouvoir adopter le système des quartiers spéciaux et spécialement organisés dans des hôpitaux généraux conservant publiquement ce caractère : c'est la raison qui a guidé notre décision d'affecter par exemple seulement la moitié de l'hôpital Laënnec aux tuberculeux. De même que l'administration, en vue d'assurer le secret dû aux malades, a fait en sorte d'associer aux maladies spéciales des services généraux, de mêler sous un vocable unique les diverses maladies, de même, le convalescent sorti de Laënnec ne portera pas la tare de son passage dans un service spécial.

De même enfin que nous vous proposons, Messieurs, de réunir dans un même hôpital à des quartiers spéciaux des services de médecine, de chirurgie générale, nous vous proposons dans les hôpitaux suburbains affectés aux tuberculeux de grouper les malades des divers degrés pour réaliser cette moyenne de cas graves ou bénins qui maintiendra le taux de la mortalité aux conditions normales et permettra d'éviter cet inquiétant renom que redouteraient justement nos hospitalisés.

⁎

Vous trouverez dans la troisième partie de ce rapport l'indication des propositions immédiates que nous vous faisons, d'accord avec l'administration, pour commencer la réalisation du programme dont nous avons essayé de mettre en lumière les lignes principales.

Que vous vous arrêtiez à la création d'un premier groupe, — dispensaire, quartiers spéciaux parisiens, hôpital spécial à la campagne — formé avec Laënnec et Brévannes, ou que vous vouliez étendre l'application du système à un, même à deux centres semblables, il n'en restera pas moins dans l'ensemble de notre population hospitalière un nombre de tuberculeux considérable, plus considérable malheureusement que celui des tuberculeux admis au bénéfice des nouvelles organisations. C'est le sort d'une administration immense comme la nôtre d'avoir besoin de beaucoup de temps, et d'argent, pour réaliser les réformes même les plus étudiées.

Il va sans dire que nous ne songeons pas à laisser ce nombre considérable de malades dans l'état où ils sont aujourd'hui ; dès maintenant, et pour tous nos hôpitaux, M. le Directeur est prêt à prendre les mesures nécessaires pour que dans chacun de nos services de médecine les tuberculeux soient séparés des non-tuberculeux, placés dans les salles distinctes et dans les conditions les plus convenables à leur état particulier.

Nous n'avons ici qu'à enregistrer cette résolution de l'administration en lui laissant le soin de nous tenir au courant aussi rapidement que possible du résultat de ses instructions.

⁎

Quelques mots résumeront ce long exposé. L'action extérieure sera confiée au *Dispensaire hospitalier*. Ce dispensaire sera le centre de notre action prophylactique et le point de mise en mouvement de notre action hospitalière. Organe à la fois médical et administratif, il appellera à lui tous les malades et nous espérons qu'il attirera les moins malades aussi bien que les autres, parce que tous sauront y trouver l'indication du traitement applicable à chacun. Le malade n'aura pas à chercher avant d'entrer s'il appartient à la catégorie pour laquelle le dispensaire est créé. Il viendra au dispensaire parce qu'il est, parce qu'il craint d'être, de devenir tuberculeux, et ce sera affaire au personnel du dispensaire de le diriger là où il convient, parce que cette *consultation générale* pour la Tuberculose disposera de tous les modes de traitement. Le malade ira d'abord au dispensaire, et c'est là que sera désigné l'établissement, la catégorie, l'assistance qui lui conviennent. Il n'en faudra pas plus pour assurer le développement de ce bureau central, pour nous garantir l'efficacité de son attraction, de son influence extérieure.

Le traitement des malades sera assuré dans les conditions nécessaires au succès de la cure. Qu'il s'agisse de l'hôpital spécial, qu'il s'agisse du quartier isolé, de la salle réservée aux tuberculeux, nous ne permettrons pas qu'on y admette un tuberculeux si le régime alimentaire, si l'aération et l'isolement, si le personnel médical et hospitalier n'ont pas été prévus et spécialement organisés selon les règles instituées dans notre hôpital type. Nous exigerons une bonne installation matérielle, un service intérieur bien adapté avant de prendre la responsabilité d'y diriger nos malades.

Les établissements eux-mêmes seront groupés pour la répartition des malades. Nous vous proposons aujourd'hui d'installer à Laënnec avec 250 lits notre premier *service spécial parisien ;* demain s'ouvrira à Brévannes un quartier de 500 lits, aménagé en vue de la cure, et qui ne sera ni un hospice, ni un sanatorium au sens étroit du mot, que nous appellerons *hôpital-sanatorium.* Ce groupement se suffira à lui-même. Nous ne pouvons prétendre résoudre, au moyen de ces 750 premiers lits, qu'une part faible de la question de l'isolement et du traitement des tuberculeux dans les services hospitaliers : mais nous aurons résolu la question de méthode. Il n'y aura plus qu'à développer le système pour proportionner ses forces aux besoins de la population. Rien ne nous empêche de prévoir dans un avenir assez proche la multiplication de ces groupements, Tenon associé à Angicourt, Saint-Antoine associé à Ivry. Cette collaboration d'éléments distincts et coordonnés constituera dans notre outillage la division méthodique, et permettra la spécialisation indispensable à chaque service.

L'Assistance publique, il nous est permis de le croire, aura ainsi assuré pour ses services, et dans la mesure de ses moyens, aussi bien la défense de l'individu encore sain contre le milieu qui peut le contaminer, que la défense du milieu encore sain contre l'individu déjà malade, et qui peut le contaminer. A son tour, elle aura institué une méthode de traitement scientifique, comprenant toutes les spécialisations requises, et ce traitement, aussi efficace que la science le permet pour les malades déjà sérieusement atteints, elle le donnera, elle l'offrira aux autres en temps utile, pour prévenir si possible la maladie et pour la traiter en tout cas dès ses débuts, alors qu'il y a toutes chances de la guérir.

Nous ne savons si le programme pratique que nous avons tenté d'établir en nous inspirant de vos délibérations, et en étudiant attentivement les avis des autorités scientifiques les plus compétentes, vous paraîtront résoudre les difficultés du problème si complexe posé depuis plusieurs années devant vous. Nous espérons du moins vous en avoir présenté une vue d'ensemble sans laquelle il eût été peut-être impossible d'aboutir.

III. — Le groupe Laënnec

Nous arrivons maintenant, Messieurs, à la partie de ce programme que nous vous proposons de réaliser immédiatement, à la constitution d'un premier *groupe* de services pour la lutte contre la Tuberculose, que nous appelons le *groupe Laënnec* et qui est constitué par une partie de cet hôpital et par une partie de l'hospice de Brévannes.

L'état de délabrement de l'hôpital Laënnec vous est connu. Destiné à l'hospitalisation des vieillards et des incurables, ce vieil établissement devait être désaffecté lors de l'ouverture de l'hospice d'Ivry. Les événements de 1870 en firent un hôpital, un « hôpital temporaire ». L'hôpital temporaire est devenu l'hôpital Laënnec, mais sans se transformer et sans que des travaux eussent assuré à nos malades les conditions indispensables de l'hygiène. L'année dernière, la Ville de Paris s'est émue de la disparition prochaine du clocher de Laënnec : elle n'a pas hésité à consacrer 29,000 francs à la chapelle de Laënnec et à sa réfection. Vous ne vous étonnerez pas que nous songions aussi à vous demander de faire pour les malades du quartier non spécialisé, comme pour nos tuberculeux, les réparations et les améliorations que réclament, non seulement l'hygiène hospitalière, mais aussi la sécurité de notre personnel. On ne comprendrait point en effet que nous fissions d'importants travaux dans une partie de l'hôpital en nous désintéressant des bâtiments voisins et en nous dispensant de faire cesser une situation intolérable pour tous.

Votre Commission a, par suite, décidé de vous présenter un double programme de travaux. Le premier n'est que la remise en état de l'hôpital : ce sont des travaux parmi les plus nécessaires et les plus urgents, qui sont indispensables à l'hospitalisation décente de malades, quels qu'ils soient. Nous sommes ici obligés de porter remède à un fâcheux état de choses, sans que d'ailleurs aucun de ces travaux soit une conséquence nécessaire de notre programme spécial à la Tuberculose. Nous prenons un hôpital vieux, délabré, dépourvu des installations hygiéniques élémentaires : nous devons commencer par en faire un service hospitalier acceptable, sans d'ailleurs dépasser la limite de ce qui est de première nécessité.

On a parlé, il est vrai, d'hypothèses qui seraient de nature à modifier la situation de l'hôpital Laënnec, telle que la reprise du règlement des comptes et constructions de l'Hôtel-Dieu, auxquels étaient inscrits les produits éventuels de la vente des terrains occupés par Laënnec, ou l'attribution à la Ville de Paris de vastes emplacements circonvoisins. Il paraît bien peu probable que ces hypothèses viennent à se réaliser. Quoi qu'il en soit, nous ne pouvons faire dépendre l'exécution d'un projet précis, adopté en son principe, de questions plus ou moins incertaines dont rien ne peut faire prévoir la prochaine solution.

* *

Je ne puis mieux faire que d'énumérer ces travaux d'intérêt général dont l'urgence se justifie d'elle-même, et dont la nécessité étonnera sans doute ceux qui ignorent les besoins de Laënnec.

1° Parquets hors de service, au rez-de-chaussée, dans les huit bras de croix, à remplacer par du grès cérame, ainsi qu'au 1er étage (mais pour les annexes, water-closets, offices seulement, à l'exclusion des salles à cet étage) ;

I
Grosses réparations
Ensemble des bâtiments

2° Chauffage, amélioration générale du système existant ;

3° Éclairage, locaux insuffisamment éclairés ; .

4° Escaliers et galeries : réfection des sols et assainissement des galeries à rez-de-chaussée, transformation d'escaliers ;

5° Installation du tout à l'égout, pose d'appareils de canalisations, branchements et égouts intérieurs, transformation des anciennes fosses ; vous savez tous, Messieurs, en quel état sont les water-closets et les annexes des salles de Laënnec ;

6° Logements du personnel, aménagements de chambres pour le personnel féminin, de boxes pour les dortoirs des garçons de service ;

7° Remplacement des croisées hors de service ;

8° Agrandissement du bureau des entrées, améliorations diverses (services généraux, personnel, internes) ;

9° Remise en état des couvertures (achèvement) ;

10° Ravalements extérieurs ;

11° Pavages et trottoirs ;

12° Déplacement d'une porte de service et construction d'une matelasserie au long de la rue de Sèvres.

Cette première partie du programme, qui s'impose en dehors de toute affectation aux tuberculeux et dont nos malades ordinaires sont en droit d'attendre la réalisation, s'élève, d'après les devis de l'architecte, à 467,525 francs, rabais réduit. Elle constitue la préface indispensable de notre projet.

* *

L'aménagement du service spécial des tuberculeux, son adaptation au traitement et la construction du dispensaire forment la seconde partie de notre programme, et comprennent les dépenses propres aux mesures que votre Commission vous propose d'adopter contre la Tuberculose.

II
Dispensaire et Service de tuberculeux
A. Travaux préliminaires

L'ensemble de cette seconde partie des travaux comporterait en fait un chiffre assez élevé si nous ne devions encore mettre à part certaines dépenses étrangères à l'hospitalisation des tuberculeux : ce sont les dépenses de démolition et de reconstruction des annexes de l'hôpital situées sur le terrain qui nous est nécessaire. Par une rencontre qui ne vous étonnera pas, ces annexes sont de mauvaises installations et leur aménagement nouveau donnera satisfaction à de nombreuses réclamations. Notons donc qu'il s'agit en réalité de dépenses dont la lutte contre la Tuberculose n'est que l'occasion et qu'elles serviront en fait des intérêts généraux. C'est d'ailleurs ainsi que notre intervention dépassera sans doute les limites que nous lui avions assignées : nous aurons fait bénéficier l'hôpital tout entier d'une réfection générale et il faut se féliciter d'avoir trouvé le moyen de la réaliser.

L'étuve à désinfection, en bordure sur la rue Vaneau, a provoqué de nombreuses plaintes. Elle sera démolie et reconstruite près du service des morts avec une annexe pour la désinfection des crachats.

Les ateliers, véritables masures, seront réinstallés dans le préau est de l'hôpital.

Le chantier et son hangar prendront la place des anciennes serres.

Le *service spécial des tuberculeux* comprendra celui des deux bâtiments en croix, qui est situé à gauche du grand axe de l'hôpital et partie du bâtiment affecté actuellement à un service de la crèche ; les laboratoires de M. le professeur Landouzy ne subissent aucune modification.

B. **Service spécial des tuberculeux** La distinction des hommes et des femmes nous oblige à leur réserver respectivement deux bras de la croix, les femmes occupant au rez-de-chaussée et au premier les bâtiments sud et ouest, les hommes les bâtiments est et nord. Il en résultera que les femmes seront complètement isolées dans le préau compris entre les bâtiments et le chemin de ronde et dans l'espace resté libre entre ce chemin et la buanderie, alors que le préau affecté aux hommes sera au long du mur mitoyen nord.

Le service des femmes comprendra 4 salles de 30 lits, ainsi que le service des hommes. Une annexe de 10 lits pourra être installée pour les hommes dans le bâtiment de la crèche, ce qui portera à 120 lits de femmes et à 130 lits d'hommes la population de notre service.

Votre Commission s'est préoccupée de l'aménagement des annexes des salles, dont le rôle est si utile, et elle vous propose dans ce but l'achèvement du pavillon d'extrémité nord-ouest des salles Quesnay et Monneret et l'évacuation de 5 logements d'employés, d'ailleurs condamnés par les prescriptions de l'hygiène, tant à rez-de-chaussée qu'à l'entresol.

HOPITAL LAENNEC (quartier de tuberculeux)

Modifications de l'avant-projet n° 2.— Groupement des malades dans les bâtiments en croix (aile gauche)

Hommes (130 lits)	Rez-de-chaussée	Salles Chomel et Louis.
	1er étage	Salles Broca et Legroux.
	Rez-de-chaussée	Ancienne crèche.
Femmes (120 lits)	Rez-de-chaussée	Salles Quesnay et Piorry.
	1er étage	Salles Monneret et Claude-Bernard.

Les annexes de ces diverses salles sont indiquées au tableau ci-dessous :

Service des hommes

REZ-DE-CHAUSSÉE

SALLES	ANNEXES	
Salle Chomel — 30 lits	3 water-closets. / Vidoir. / Linge sale. / Urinoirs. / Office. / Escalier C.	Pavillon aile droite
Salle Louis — 30 lits	3 water-closets. / Vidoir. / Urinoirs. / Linge sale. / Office.	Pavillon aile droite
	Escalier A.	Pavillon aile gauche

ENTRESOL

ANNEXES	
Salle de réunion (23 m. c. 40) / Lavabos. / Magasin.	Pavillon aile droite
Salle de réunion (36 m. c.)	Pavillon aile droite
Salle de repos (48 m. c.)	Au-dessus du vestibule de la chapelle
Lavabos. / Escalier A.	Pavillon aile gauche

REZ-DE-CHAUSSÉE

	ANNEXES
Ancienne crèche. 10 lits.	Office. / 2 water-closets. / Urinoir. / Vidoir. / Salle de réunion (22 m. c. 30)

1er ÉTAGE

SALLES	ANNEXES	
Salle Broca — 30 lits	3 water-closets. / Urinoirs. / Vidoir. / Linge sale. / Lavabos.	Pavillon aile droite
	Salle de réunion (23 m. c. 40)	Pavillon aile gauche
Salle Legroux — 30 lits	Linge sale. / 3 water-closets. / Vidoir. / Urinoir. / Office.	Pavillon aile droite
	Réfectoire (48 m. c.)	Au-dessus du vestibule de la chapelle
	Lavabos. / Escalier A.	Pavillon aile gauche

Service des femmes

REZ-DE-CHAUSSÉE

SALLES	ANNEXES	
Salle Quesnay — 30 lits.	Escalier D. / Vidoir. / 3 water-closets. / Linge sale. / Magasin.	Pavillon aile gauche
	Office. / Lavabo. / Magasin. / Escalier E.	Pavillon aile droite
Salle Piorry — 30 lits.	3 water-closets. / Vidoir. / Magasin. / Office.	Pavillon aile gauche
	Linge sale. / Lavabos.	Pavillon aile droite

ENTRESOL

ANNEXES	
Salle de repos (42 m. c.) / Escalier D.	Pavillon aile gauche
Salle de réunion (42 m. c.) / Escalier E.	Pavillon aile droite

1er ÉTAGE

SALLES	ANNEXES	
Salle Monneret — 30 lits.	Escalier D. / Linge sale. / Magasin. / 3 water-closets. / Vidoir.	Pavillon aile gauche
	Salle de réunion (42 m. c.) / Office. / Magasin.	Pavillon aile droite
Salle Claude-Bernard — 30 lits.	Office. / 3 water-closets. / Vidoir.	Pavillon aile droite

L'adaptation spéciale de ces salles serait réalisée par les moyens suivants :

1°. L'abaissement des appuis des croisées dans les 4 salles du rez-de-chaussée ;

2° Le remplacement des croisées de ces salles ;

3° Le remplacement par du grès cérame des parquets des 4 salles du 1er étage ;

4° La construction des cloisons de séparation diagonales dans les parties centrales au rez-de-chaussée et au 1er étage ;

5° L'aménagement de trémies dans le comble pour permettre l'aération et l'éclairage à la partie centrale du 1er étage ;

6° La construction de l'aile nord-ouest à l'extrémité des salles Quesnay et Monneret ;

7° L'aménagement dans les pavillons d'extrémité des annexes ci-dessus indiquées à tous étages, aménagement entraînant la reconstruction des escaliers d'accès, de tous les cloisonnements, la réfection de toutes les canalisations, eau, gaz, vidange, etc., l'installation des appareils de chauffage, d'eau, lavabos ;

La création des offices, etc., etc.;

8° L'aménagement au rez-de-chaussée de la crèche du service de 10 lits hommes comprenant le remplacement des parquets par du grès cérame, la création de water-closets, etc.;

9° L'aménagement de chambres pour les infirmières et infirmiers du service dans les combles de ces bâtiments en croix, chacune de ces chambres comportant un cube de 51 mètres ;

10° L'aménagement de 4 logements de surveillantes dans le bâtiment de la crèche, aux 1er et 2e étages (cloisons, water-closets, cuisine, etc.);

11° L'aménagement du préau des femmes entre les bras sud et ouest et la construction de galeries de cure mobiles dans ce préau avec le projet dans un avenir prochain de faire disparaître le bâtiment du personnel en retour d'équerre fermant le préau au sud ;

12° La construction de galeries de cure dans le préau des hommes ;

13° La construction du chemin de ronde (pavage, trottoirs, etc.) au droit des locaux des femmes et du dispensaire ;

14° Le revêtement en zinc émaillé des soubassements de murs et cloisons, salles et dépendances.

*
* *

Le *Dispensaire*, conformément au programme que nous avons eu l'honneur de vous exposer, conformément d'ailleurs aux indications contenues dans le programme élaboré par la Commission supérieure des grands travaux de l'Assistance publique, comprendrait les services suivants :

La *salle d'attente*, serait divisée en trois parties : celle du milieu d'une superficie de 108 mètres, affectée à l'attente proprement dite, pouvant contenir 150 à 200 personnes ; les deux autres servant d'entrée et de passage de jonction pour les ailes. Un groupe de water-closets acces-

c. Dispensaire sible de la salle d'attente et isolé dans le jardin servirait également pour les malades admis à la cure d'air. Il paraît inutile, les consultations pour les hommes et pour les femmes ne devant pas être simultanées, au moins au début, de prévoir une salle d'attente pour plus de 200 personnes.

Dans l'aile droite, deux *cabinets de médecin* avec lavabos, paillasse, fourneau à gaz, et en annexe une salle pour l'examen des crachats et un laboratoire ; un service de *radiologie* commun à l'hôpital et au dispensaire, une chambre noire, laboratoire de photographie, pièce d'archives, salle d'attente.

Pour l'aile gauche, deux bureaux pour les *visiteurs* et pour la *surveillante* du dispensaire, une salle de *distribution* facilement accessible, voisine d'un *magasin*, d'une *lingerie* ; puis le dépôt de linge sale et un service de *bains*.

Dans l'aile droite, au 1ᵉʳ étage, deux *salles de repos* largement éclairées et aérées, un vestiaire.

Dans l'aile gauche, au 1ᵉʳ étage, deux réfectoires avec office, laverie, stérilisation des couverts et assiettes. Les deux ailes seront reliées directement par une galerie.

La construction sera aussi simple que possible ; élevé sur cave et sous-sol d'isolement, le bâtiment sera en meulière et briques apparentes. Le chauffage à vapeur à basse pression, l'électricité seront faciles à installer.

Les murs seront peints intérieurement à l'huile avec revêtement en zinc, lavable et stérilisable, jusqu'à 2 mètres de hauteur.

Les *galeries de cure*, établies au moyen d'écrans mobiles, seraient placées suivant les besoins dans les jardins au-devant du dispensaire.

Les dépenses relatives à la seconde partie de notre programme peuvent par suite s'établir ainsi :

I. — Travaux préliminaires	Étuve	15,826 »	
	Magasin	11,372 »	51,340 »
	Ateliers	7,872 »	
	Chantier	16,270 »	
II. — Quartier spécial de tuberculeux			236,743 »
III. — Dispensaire			170,000 »
			458,083 »

Outre ces dépenses de travaux, il y a lieu de prévoir, Messieurs, l'installation des laboratoires, du service de radiologie, l'ameublement du dispensaire et du service nouveau d'isolement. Un crédit de provision pourrait être inscrit dans ce but et fixé à 70,000 francs pour le dispensaire et à 150,000 francs pour le service.

Ce sont ces travaux de construction et d'aménagement que nous avons l'honneur, Messieurs, de vous proposer d'imputer sur le crédit de 1 million réservé pour l'isolement des tuberculeux sur le fonds de 45 millions (emploi des ressources créées par la loi du 7 avril 1903). Il convient de remarquer que nous sommes en droit de demander pour cet organisme nouveau, créé sur les instances du gouvernement, l'aide du Pari mutuel. L'ensemble des dépenses qui se chiffrent ainsi :

Réparations spéciales	467,525 »
Quartier des tuberculeux et dispensaire . . .	458,083 »
Ameublement du dispensaire	70,000 »
Ameublement du quartier des tuberculeux . .	150,000 »
	1,145,608 »

nous permet de fixer notre demande de subvention à 500,000 francs; il nous restera ainsi 355,000 francs sur le crédit de la Tuberculose pour gager de nouvelles opérations (1).

Il ne nous appartient pas de préciser dès maintenant le fonctionnement de ces nouveaux services et les charges nouvelles qui en résulteront. Nous devons cependant évaluer la dépense d'exploitation en nous reportant aux données actuellement connues. Les résultats du dernier Compte moral font apparaître à l'hôpital Laënnec un prix de journée de 3 fr. 58; il vous semblera, Messieurs, qu'en le majorant de 1 franc, nous ne nous éloignerons pas de la réalité ; ce supplément de dépense correspondra sans doute aux frais spéciaux du régime alimentaire. C'est le chiffre approximativement fixé pour le régime spécial institué par M. le docteur Letulle dans son service de Boucicaut. Il résultera, pour une population de 250 malades, une dépense annuelle supplémentaire de 91,000 francs. Nous estimons d'autre part que la transformation de la moitié de l'hôpital en quartier de tuberculeux, d'où les brancards seront naturellement exclus, ne fera pas croître ce prix de journée, en diminuant le nombre annuel des journées dont ce prix est fonction. En effet, notre quartier occupe un peu moins de la moitié de Laënnec et nous y prévoyons 91,000 journées, soit un peu moins de la moitié de journées annuelles actuelles qui s'élèvent au total à 220,000.

Le dispensaire recevra sans doute une population quotidienne de 100 à 150 consultants, sur lesquels 50 seulement peuvent être considérés comme devant recevoir l'assistance complète et entraîner le maximum de dépense. En admettant qu'un crédit de 25,000 francs soit nécessaire pour les services généraux du dispensaire (personnel, etc.), un crédit de 30,000 francs pour la cuisine, 8,000 francs pour la pharmacie, le blanchissage, le magasin, nous

---

(1) Nous n'avons rien à prévoir pour l'hôpital suburbain rattaché au groupe Laënnec : c'est Bréyannes dont l'installation est déjà assurée.

pouvons prévoir un fonds de secours spécial de 72,000 francs, soit, au total, une dépense annuelle pour le dispensaire de 135,000 à 140,000 francs.

Ces chiffres vous paraîtront considérables, mais il m'a paru nécessaire de vous les présenter dans toute leur étendue, de ne pas séparer de nos travaux de construction les prévisions de fonctionnement ultérieur, de ne rien dissimuler en un mot des charges présentes ou futures de l'opération. Vous connaissez, Messieurs, la thèse suivant laquelle l'Assistance publique, établissement possédant des ressources propres, doit limiter ses dépenses, c'est-à-dire l'organisation de ses services, à ses ressources.

Cette thèse est conforme à l'esprit de notre loi spéciale de 1849; elle est la garantie indispensable de la bonne gestion de nos établissements; mais nous ne pouvons oublier que les lois générales sur la représentation des pauvres, sur l'assistance médicale obligatoire, sur l'assistance obligatoire de la vieillesse et de l'invalidité ont transformé, pour Paris comme pour le reste de la France, le caractère autrefois si restreint des services de l'Assistance dans notre pays.

Le principe de notre obligation sociale envers tous ceux qui sont dans l'impossibilité physique ou morale d'assurer leur existence, principe proclamé à plusieurs reprises par le Conseil supérieur de l'Assistance publique et reconnu par la représentation nationale dans les diverses lois générales que nous venons de rappeler, oblige l'Assistance publique de Paris, comme les établissements publics des autres villes de la République, à prendre pour point de départ de toutes les organisations l'ensemble des besoins réels de la population malheureuse. Le concours du Conseil municipal, au besoin celui du Gouvernement, ne lui manqueront pas pour y pourvoir lorsqu'elle aura su faire connaître clairement les nécessités de sa tâche.

La lutte contre la Tuberculose est au premier rang des obligations nouvelles. Il y a là non seulement un devoir d'humanité, mais un devoir national et social. En contribuant à sauver un immense capital humain chaque jour plus gravement menacé, en dépensant pour ce sauvetage des sommes qui peuvent paraître considérables en elles-mêmes, mais qui sont peu de chose au prix du service rendu, c'est une œuvre de bonne administration véritable, de prévoyance et d'assurance rigoureusement profitable au pays que nous aurons accomplie.

C'est, en tout cas, une œuvre de solidarité sociale nécessaire que la science et l'humanité, — nous l'avons dit à la première page de ce rapport, — réclament impérieusement de nous.

10 février 1906

LÉON BOURGEOIS

PROJET D'AVIS

Le Conseil,

Vu la circulaire ministérielle du 15 janvier 1904 ;
Vu les mémoires de M. le Directeur en date des 4 février 1904 et 3 mars 1904 ;
Vu l'avis émis le 11 février 1904 ;
Vu les résolutions adoptées par la Commission Permanente de Préservation contre la Tuberculose le 2 octobre 1905 ;
Considérant qu'il y a lieu, non seulement de pourvoir à l'isolement des tuberculeux dans nos services hospitaliers, mais de pourvoir par un ensemble de mesures à une action méthodique de lutte contre les progrès de la Tuberculose à Paris ; que le groupement pour cette lutte des services de dispensaires et de consultations, des quartiers spéciaux dans les hôpitaux intérieurs et des hôpitaux spéciaux suburbains semble la condition de cette action méthodique ;
Sur le rapport de M. Léon Bourgeois ;

Émet l'avis :

1° Qu'il y a lieu d'affecter, pour partie, l'hôpital Laënnec à l'isolement et au traitement des tuberculeux ; d'installer, sur la rue Vaneau, un dispensaire hospitalier, d'aménager dans les bâtiments placés à gauche de l'axe médian de l'hôpital un service de 250 lits affectés exclusivement aux tuberculeux et de réserver exclusivement aux malades non tuberculeux le surplus des lits de l'établissement ;
2° Qu'il y a lieu de procéder, pour l'ensemble des bâtiments de l'hôpital Laënnec, à des travaux de grosses réparations et d'amélioration dans la limite d'une dépense de 467,525 francs ;
3° Qu'il y a lieu d'annexer au dispensaire hospitalier de Laënnec le service de tuberculeux à ouvrir à Brévannes ;
4° Qu'il y a lieu d'imputer la dépense, à concurrence de :
    1° 467,525 francs, pour les travaux de grosses réparations et d'amélioration ;
    2° 458,083 francs pour la réfection et l'installation de la partie de l'hôpital affectée aux tuberculeux et pour la création et l'aménagement du dispensaire hospitalier ;

3o 70,000 francs pour l'ameublement du dispensaire ;

4° 150,000 francs pour l'ameublement du service de tuberculeux,
dans la limite de 645,608 francs sur le crédit de 1 million réservé sur le fonds
de 45 millions (emploi des ressources créées par la loi du 7 avril 1903) et
d'imputer le surplus, soit 500,000 francs, sur une subvention d'égale somme
à demander à l'État sur les fonds du Pari mutuel ;

5° Qu'il y a lieu pour l'Administration de présenter prochainement au
Conseil l'étude de groupements analogues à celui de Laënnec-Brévannes pour
le développement du même programme ;

6° Qu'à titre provisoire, il y a lieu d'assurer dès maintenant par des installations et des aménagements intérieurs convenables la séparation des tuberculeux et des non-tuberculeux dans les autres hôpitaux.

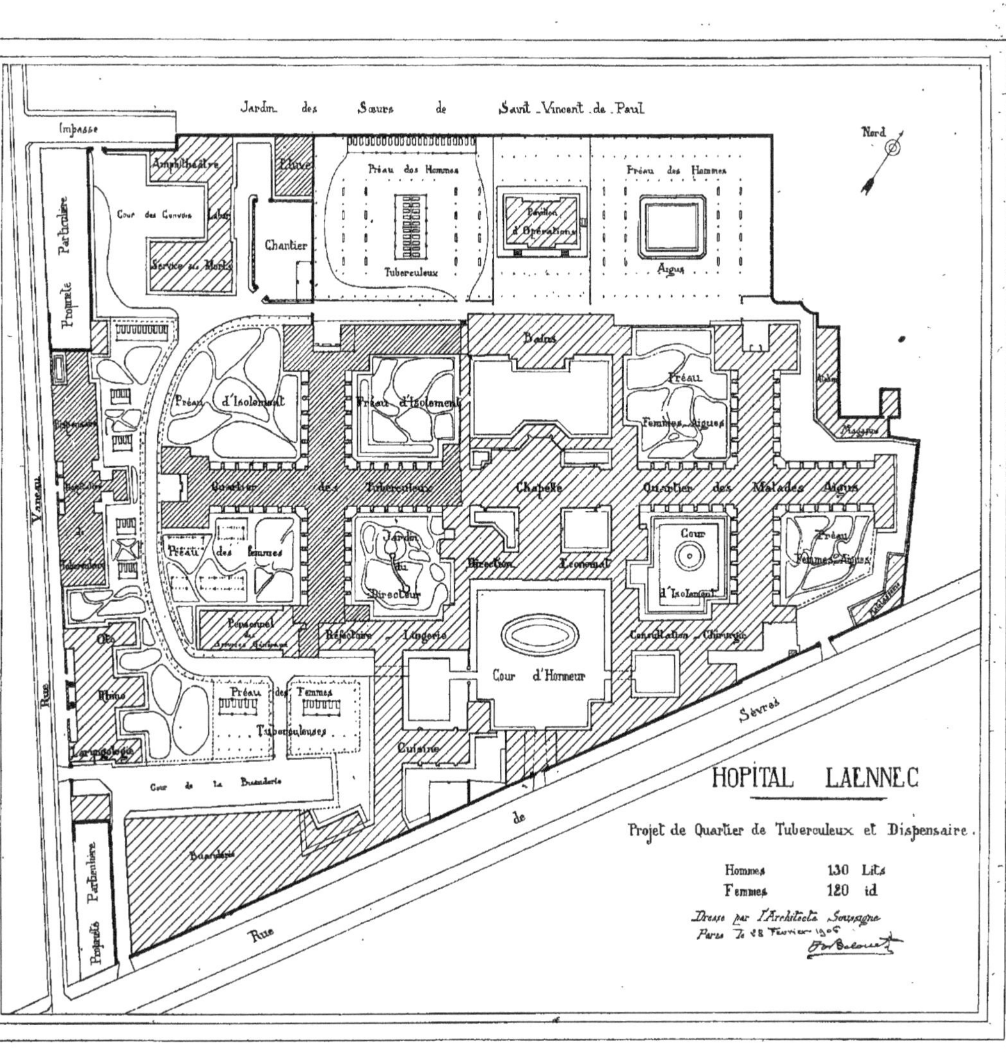

Jardin des Sœurs de Saint-Vincent de Paul
Nord
Impasse
Propriété Particulière
Amphithéâtre Pauvre
Cour des Convois
Laboratoire
Service des Morts
Chantier
Préau des Hommes
Tuberculeux
Préau des Hommes
Pavillon d'Opérations
Aigus
Rue Vaneau
Préau d'Isolement
Préau d'Isolement
Bains
Préau Femmes Aiguës
Atelier
Magasin
Quartier des Tuberculeux
Chapelle
Quartier des Malades Aigus
Préau des femmes
Jardin du Directeur
Direction
Logement
Cour d'Isolement
Préau Femmes Aiguës
Personnel
Réfectoire
Lingerie
Consultation Chirurgie
Bains
Préau des Femmes Tuberculeuses
Cour d'Honneur
Cour de la Buanderie
Cuisine
Buanderie
Propriété Particulière
Rue de Sèvres
Rue
HOPITAL LAENNEC
Projet de Quartier de Tuberculeux et Dispensaire.
Hommes   130 Lits
Femmes   120 id
Dressé par l'Architecte Soussigné
Paris le 28 Février 1905

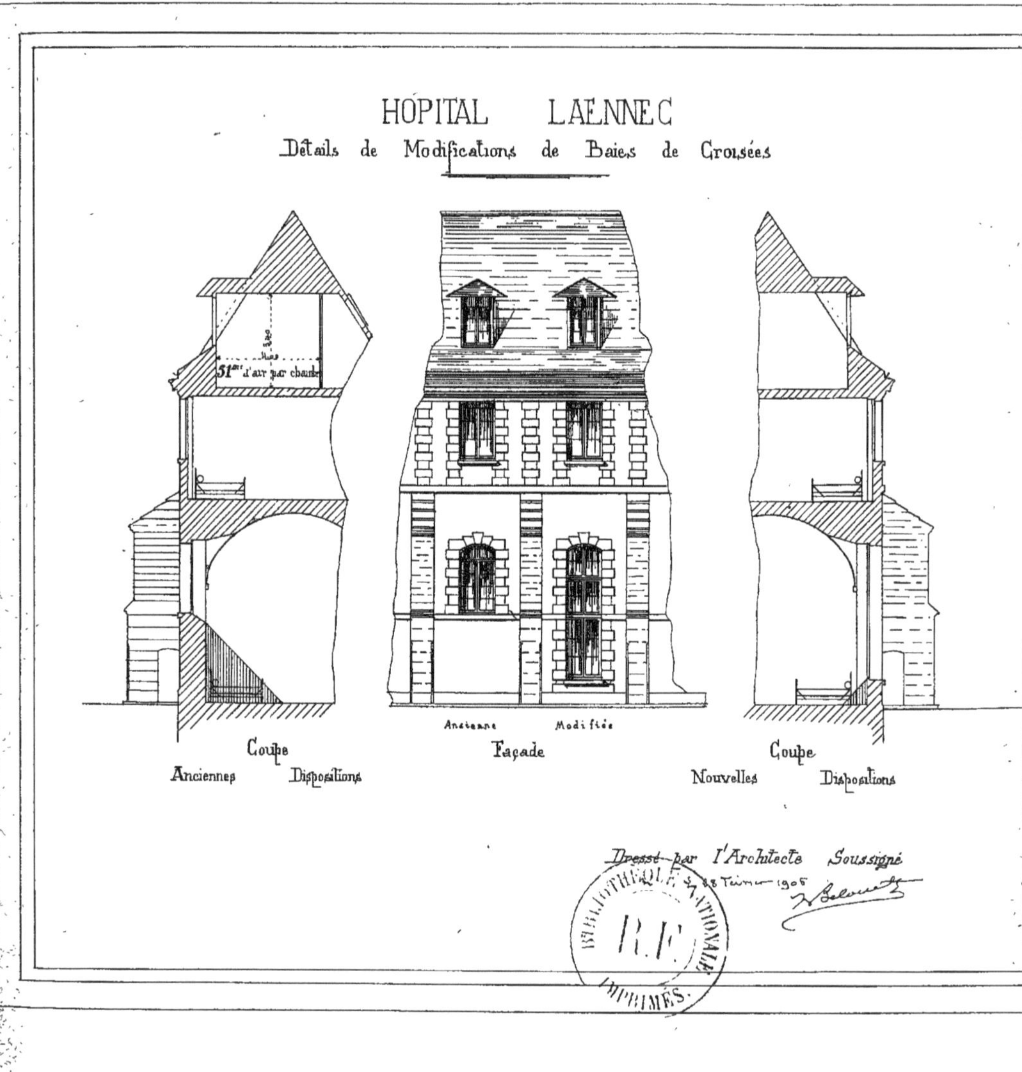

HOPITAL LAENNEC
Détails de Modifications de Baies de Croisées
51m d'air par chaise
Ancienne   Modifiée
Coupe
Anciennes   Dispositions
Façade
Coupe
Nouvelles   Dispositions
Dressé par l'Architecte Soussigné
88 Juin 1905